M. Mohr   D. Kettler   (Hrsg.)

Ethik in der Notfallmedizin:
Präklinische Herz-Lungen-Wiederbelebung

Springer
*Berlin
Heidelberg
New York
Barcelona
Budapest
Hongkong
London
Mailand
Paris
Santa Clara
Singapur
Tokio*

M. Mohr   D. Kettler   (Hrsg.)

Ethik
in der Notfallmedizin

Präklinische
Herz-Lungen-Wiederbelebung

Mit 5 Abbildungen

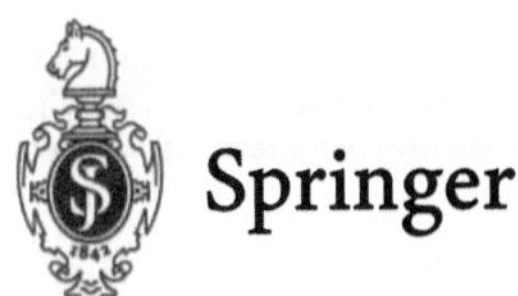

Springer

Dr. med. M. MOHR, DEAA
Zentrum Anaesthesiologie, Rettungs- und Intensivmedizin
Georg-August-Universität Göttingen
Robert-Koch-Str. 40
37075 Göttingen

Prof. Dr. med. Dr. h. c. D. KETTLER, FRCA
Zentrum Anaesthesiologie, Rettungs- und Intensivmedizin
Georg-August-Universität Göttingen
Robert-Koch-Str. 40
37075 Göttingen

ISBN-13:978-3-642-64538-9 Springer-Verlag Berlin Heidelberg New York

Die Deutsche Bibliothek CIP-Einheitsaufnahme
Ethik in der Notfallmedizin: Präklinische Herz-Lungen-Wiederbelebung / Hrsg.: Michael Mohr;
Dietrich Kettler. – Berlin; Heidelberg; New York; Barcelona; Budapest; Hongkong; London;
Mailand; Paris; Santa Clara; Singapur; Tokio: Springer, 1997
ISBN-13:978-3-642-64538-9   e-ISBN-13:978-3-642-60751-6
DOI: 10.1007/978-3-642-60751-6

Die Wiedergabe von Gebrauchsnamen, Handelsnamen, Warenbezeichnungen usw. in diesem
Werk berechtigt auch ohne besondere Kennzeichnung nicht zu der Annahme, daß solche
Namen im Sinn der Warenzeichen- und Markenschutzgesetzgebung als frei zu betrachten
wären und daher von jedermann benutzt werden dürften.

Produkthaftung: Für Angaben über Dosierungsanweisungen und Applikationsformen kann
vom Verlag keine Gewähr übernommen werden. Derartige Angaben müssen vom jeweiligen
Anwender im Einzelfall anhand anderer Literaturstellen auf ihre Richtigkeit überprüft werden.

Herstellung: TBS, Sandhausen
SPIN 10567737   191/3133 5 4 3 2 1 0 Gedruckt auf säurefreiem Papier

Vorwort

Das vorliegenden Buch faßt die Referate eines Göttinger Symposiums zusammen, welches sich erstmals in Deutschland mit ethischen Fragen bei der Herz-Lungen-Wiederbelebung in der präklinischen Notfallmedizin auseinandersetzte. Veranstaltet vom *Zentrum Anaesthesiologie, Rettungs- und Intensivmedizin* der Universität Göttingen in Zusammenarbeit mit der *Akademie für Ethik in der Medizin* und der *Deutschen Gesellschaft für Medizinrecht* bot dieses Symposium ein Forum zur interdisziplinären Diskussion ethischer Probleme der Notfallmedizin.

Die große Resonanz der Veranstaltung hat uns zur Veröffentlichung der Referate ermuntert. In den einzelnen Fachbeiträgen werden aus medizinischer, philosophischer und juristischer Sicht die ethischen Konflikte bei der Wiederbelebung durch Notärzte, Rettungsdienstpersonal und Laien analysiert. Wir möchten mit diesem Symposiumband die Referate allen Interessierten zugänglich machen und die wissenschaftliche Auseinandersetzung mit der Thematik stimulieren.

Wir danken allen Autorinnen und Autoren für ihr lebhaftes Engagement. Unser Dank gilt auch Frau Dr. Reiter-Theil, die in ihrer damaligen Funktion als Geschäftsführerin der *Akademie für Ethik in der Medizin* die organisatorische Vorbereitung des Symposiums durch treffliche Ratschläge begleitet hat. Unserer Mitarbeiterin Frau Heike Baur danken wir für ihren unermüdlichen Einsatz beim Schreiben von Manuskripten.

Gedankt sei der *Robert-Bosch-Stiftung*, die durch Bereitstellung geeigneter Fördermittel zur Veröffentlichung der Referate in der vorliegenden Form beigetragen hat.

Göttingen, im Sommer 1997 MICHAEL MOHR
DIETRICH KETTLER

Inhalt

Autoren

BECKMANN, J.P., Prof. Dr. phil.
Institut für Philosophie, Fernuniversität Hagen,
Feitstraße 140, 58084 Hagen

DICK, W., Prof. Dr. med. Dr. h.c.
Klinik für Anästhesiologie,
Johannes-Gutenberg-Universität Mainz,
Langenbeckstr. 1, 55131 Mainz

ENGELHARDT, D. von, Prof. Dr. phil.
Institut für Medizin- und Wissenschaftsgeschichte,
Medizinische Universität zu Lübeck,
Königstr. 42, 23552 Lübeck

KETTLER, D., Prof. Dr. med. Dr. h.c.
Zentrum Anaesthesiologie, Rettungs- und Intensivmedizin,
Georg-August-Universität Göttingen,
Robert-Koch-Str. 40, 37075 Göttingen

KIELSTEIN, R., (Frau) Prof. Dr. med.
Nephrologische Klinik,
Otto-von-Guericke-Universität,
Leipzigerstr. 44, 39120 Magdeburg

LABEIT, D., Dr. med.
Institut für Medizinische Psychologie,
Westfälische Wilhelms-Universität,
Von-Esmarch-Str. 56, 48149 Münster

LIPPERT, H.-D., Dr. jur.
Von-Stadion-Str. 1, 89134 Blaustein

MOHR, M., Dr. med.
Zentrum Anaesthesiologie, Rettungs- und Intensivmedizin,
Georg-August-Universität Göttingen,
Robert-Koch-Str. 40, 37075 Göttingen

MUTHNY, F.A., Prof. Dr. med. Dr. phil.
Institut für Medizinische Psychologie,
Westfälische Wilhelms-Universität,
Von-Esmarch-Str. 56, 48149 Münster

WOLFSLAST, G., (Frau) Prof. Dr. jur.
Juristische Fakultät, Universität Rostock,
Möllner Str. 10, 18109 Rostock

Kapitel 1

Ethik in der Notfallmedizin:
Eine Einführung

D. KETTLER

Zu Beginn meiner Einführung in die ethischen Probleme bei der Herz-Lungen-Wiederbelebung möchte ich aus einem Editorial von Erik Edgren, einem Arzt aus Uppsala, Schweden, zitieren, der 1992 unter der Überschrift „The ethics of resuscitation" in der Zeitschrift Resuscitation geschrieben hat: „Das Problem der ärztlichen Profession ist unter anderem, wie man sensitiv und betroffen mit dem sterbenden Patienten umgeht und wie man ihm ein Sterben in Würde und ohne Schmerzen ermöglicht" [1]. Dieses Problem hat einen besonderen Aspekt auch bei der Wiederbelebung. Die häufig geäußerte und zu einer ethischen Konfusion führende Frage ist, welche Rolle dabei die Autonomie des Patienten einnimmt.

Die Autonomie des Patienten spielt in den USA eine völlig andere Rolle als in Europa. Sie wird teilweise dazu benutzt, um bestimmte Verantwortungen zu delegieren.

In Amerika ist es deswegen – ich erinnere hier nur an Patiententestamente – zu der Frage gekommen, welche Rolle eben *„decision making"* durch den Patienten selbst spielt. In Europa ist die Situation anders. Vieles wird auf den Arzt übertragen, und der Arzt nimmt praktisch – jedenfalls beim bewußtlosen Patienten – eine Art Stellvertreterrolle bei der Entscheidung ein, ob eine Wiederbelebung eingeleitet oder beendet werden soll. Bei der Bewertung dieses Problems spielt der Arzt die entscheidende Rolle. Dies weist darauf hin, daß den kulturellen und soziokulturellen Bedingungen in der Betrachtung der ethischen Dimension der Notfallmedizin eine ganz herausragende Bedeutung zukommt.

In der Bundesrepublik Deutschland wurde in den vergangen Jahren mit der Einführung notarztbesetzter Rettungsmittel – ich erinnere hier an Notarztwagen und Rettungshubschrauber – und der Ausbildung von Laien in der Herz-Lungen-Wiederbelebung zunehmend die erste notfallmäßige Bemühung um Leben und Gesundheit des Patienten aus den Notfallaufnahmen der Krankenhäuser auf die Straße oder in die Wohnung der Betroffenen verlegt. Dies bedingt schon präklinisch die Konfrontation mit möglichen ethischen Konflikten des ärztlichen Handelns. Im Zentrum der Notfallmedizin steht die Durchführung von Reanimationsmaßnahmen. Hier gilt das Prinzip, daß bei einem Menschen mit Herz-Kreislauf-Stillstand alle notwendigen Maßnahmen zur Wiederherstellung der Kreislauffunktionen unternommen werden. Medizinisch eingeschränkt wird diese Regel durch das Vorliegen sicherer Todeszeichen wie Leichenflecken oder Leichenstarre, durch mit dem Leben nicht vereinbare Verletzungen wie eine Dekapitation und durch unheilbare Erkrankungen, bei denen unter normalen Bedingungen ein definitives Ende kurz bevor gestanden hätte.

Aber gibt es nicht auch ethische Grenzen für dieses medizinisch begründete Behandlungsprinzip? Zwangsläufig führt ein solches Prinzip in einigen Fällen zum

Beginn von Reanimationsbemühungen, deren Aussichtslosigkeit sich im weiteren
Verlauf, meistens nach Einlieferung in eine Klinik, herausstellt. In den Kranken-
häusern, besonders in den USA, gibt es weitverbreitet die sogenannten DNR- („*Do
not resuscitate*"-)Orders, wiederum unter weitgehender Berücksichtigung der Autonomie des Patienten selbst.

Im Einzelfall müssen wir uns fragen, ob nicht ein plötzlicher Tod durch einen
schmerzlosen Herzstillstand von dem Betroffenen auch als eine Gnade empfunden
werden kann? Müssen sich nicht alle Beteiligten in jedem einzelnen Fall die Frage
nach dem Sinn und der Rechtfertigung von Reanimationsmaßnahmen stellen?
Und welche Möglichkeiten gibt es für den Patienten, bei Vorliegen von terminaler
Erkrankung, schwerem Gebrechen oder hohem Alter, einerseits alle medizinischen Möglichkeiten zur Linderung seines Leidens zu erhalten und andererseits –
ähnlich wie in den USA, aber nicht in dem Maße – eine autonome Entscheidung bei
Eintritt des Todes gegen die Durchführung von Reanimationsmaßnahmen zu
treffen?

Die Notfallmedizin enthält die ethischen Probleme, die grundsätzlich bei der
Durchführung von Wiederbelebungsmaßnahmen auftreten, unter den schwierigen Bedingungen des präklinischen Handelns. Mangelhafte Informationen über
den Patienten, eingeschränkte diagnostische und therapeutische Möglichkeiten
sowie widrige äußere Bedingungen erschweren die in der Notsituation präklinisch
– unter erheblichem Zeitdruck – zu treffenden Entscheidungen.

An welchen Grundsätzen kann sich der eingesetzte Notarzt vor Ort, der die
Einleitung, Fortsetzung oder Beendigung von Wiederbelebungsversuchen zu verantworten hat, unter präklinischen Einsatzbedingungen orientieren? Wie kann
nicht nur das Handeln sondern ggf. auch ein Unterlassen legitimiert werden? Und
welche Bedeutung haben Menschenwürde und Tod angesichts einer hochtechni-
sierten Notfallmedizin? Gerade bei der Reanimation des Bewußtlosen mit einem
Herz-Kreislauf-Stillstand, der weder aufgeklärt werden noch einwilligen kann, ist
das Vertrauen in den Arzt von großer Bedeutung. Dieses Vertrauen enthält aber
auch den Anspruch an jeden Notarzt, sich mit der ethischen Dimension seiner
Handlungen auseinanderzusetzen. Gleichzeitig gilt es, die Mündigkeit und Ent-
scheidungsbereitschaft potentiell von einer Reanimation betroffener Menschen zu
fördern. Hier kommt die Stellvertreterrolle wieder ins Spiel. Sind Veränderungen
in der Gesetzeslage erforderlich, damit die Voraussetzungen für eine frühzeitige
autonome Entscheidung und ihre Berücksichtigung durch den Notarzt gegeben
sind?

Wieweit können Informations- und Aufklärungsprogramme Patienten, Angehörige und beteiligte Mediziner in die Lage versetzen, mit den notfallmedizinischen Einsatzmitteln angemessen umzugehen, gerade unter Berücksichtigung der
erwünschten oder unerwünschten Hilfe?

Die zunehmende Kenntnis von Basismaßnahmen der Herz-Lungen-Wiederbelebung in der Bevölkerung, nicht zuletzt gefördert durch ein seinerzeit von uns in
Göttingen initiiertes Ausbildungsprogramm [2], bedingt auch ein steigendes Verständnis für die ethische und moralische Dimension der Reanimation. Daraus
resultieren einige Fragen, die ich kurz skizzieren möchte. Wer ist zur Hilfeleistung
verpflichtet? Wer kann sich dieser Verpflichtung entziehen? Und gibt es für die
Durchführung von Wiederbelebungsmaßnahmen andere ethische Dimensionen
als für allgemeine Hilfeleistungen?

Die ethische Dimension der präklinischen Reanimation soll in diesem Buch diskutiert werden. Weil es ein so schwieriges Thema ist und die medizinischen Grenzen überschreitet, werden Philosophen, Juristen und Mediziner zu Wort kommen und versuchen, Antworten auf die genannten Fragen zu geben. Sicherlich wird es keine befriedigende Lösung aller Fragen geben können, aber zumindest soll ein fruchtbarer Anfang des interdisziplinären Diskurses geschaffen werden.

Literatur

1. Edgreen E (1992) The ethics of resuscitation; differences between Europe and the USA – Europe should not adopt American guidelines without debate. Resuscitation 23:89–90
2. Kettler D, Bahr J, Busse C, Mantzaris A (1992) Effekt der Ersthelfer- (Laien-)Reanimation auf die kardiopulmonale Wiederbelebung. Anästhesiol Intensivmed Notfallmed Schmerzther; 27: 244–247

Kapitel 2

Präklinische Herz-Lungen-Wiederbelebung: Der Ablauf und die Konflikte

M. MOHR

Zielsetzung der Notfallmedizin

Oberstes Ziel der Notfallmedizin ist die Lebensrettung und Schadensabwendung, die herausragende Aufgabe bildet die Herz-Lungen-Wiederbelebung. Jährlich sterben in Deutschland rund 900 000 Menschen, die häufigste Todesursache bilden mit annähernd 50 % Erkrankungen des Herz-Kreislauf-Systems [23]. Fast 87 000 Menschen versterben an einem akuten Myokardinfarkt, d. h. durchschnittlich 238 täglich, 10 in jeder Stunde oder alle 6 min einer. Rund 25 000 Mitbürger kommen jährlich durch Unfälle zu Tode, fast 10 000 davon im Straßenverkehr. Grundprinzip des deutschen Rettungssystems ist der möglichst schnelle Transport des Notarztes zur Einsatzstelle zwecks Verkürzung des therapiefreien Intervalls, d. h. des Zeitraums vom Auftreten des medizinischen Notfalls bis zum Beginn der ersten ärztlichen Hilfe.

Die Voraussetzung für den Einsatz der Rettungsdienste in Verbindung mit einem Notarzt ist die Meldung einer medizinischen Notlage, die eine möglichst schnelle ärztliche Hilfe erforderlich macht. Bei Vorliegen einer akuten oder drohenden vitalen Gefährdung ist immer der Notarzt gefordert. Primäre Aufgabe des Notarztes ist die Sicherung der Vitalfunktionen und die Herstellung der Transportfähigkeit des Patienten.

1. Die Voraussetzungen

Strukturen des Rettungssystems

In der Bundesrepublik Deutschland besteht ein duales Versorgungssystem für medizinische Notfälle: der kassenärztliche Notfalldienst und der Notarztdienst als Teil des Rettungsdienstes [22]. Der kassenärztliche Notfalldienst betrifft die ambulante ärztliche Versorgung bei dringenden Behandlungsfällen während der Zeiträume, in denen die in freier Praxis niedergelassenen Ärzte keine Sprechstunde abhalten. Im Notfalldienst wird die Routine der allgemeinärztlichen Versorgung gefordert.

Der Notarztdienst ist Bestandteil des Rettungsdienstes und hat die Aufgabe, durch notfallmedizinisch ausgebildete Ärzte den Notfallpatienten auf dem schnellsten Wege ärztliche Hilfe zukommen zu lassen. Je nach medizinischer Qualifikation der beteiligten Ärzte und regionalen Organisationsstrukturen kann es gerade in ländliche Bereichen zu einer starken Überlappung des dualen Systems durch Personalunion von Notarzt und niedergelassenem Praktiker kommen. In eher städtischen Bereichen sind die Aufgaben von Stadtarzt bzw. Notfalldienst sowie Notarzt bzw. Rettungsdienst klarer getrennt. Als Notärzte kommen hier in der Regel entsprechend ausgebildete Klinikärzte zum Einsatz.

In der Bundesrepublik Deutschland konnten in den vergangenen beiden Jahrzehnten organisatorische Konzepte in der Notfallmedizin realisiert werden, die im internationalen Vergleich eine Spitzenposition einehmen:

- flächendeckende Versorgung mit rund um die Uhr besetzten Notarztstandorten;
- flächendeckende Versorgung mit Rettungshubschraubern;
- bundeseinheitlicher Telefonnotruf 112 (Leitstellennummer 19222);
- ein Netz von Notrufsäulen an den Bundesautobahnen und Notrufhebel in den Telefonzellen;
- DIN-Normen für Rettungsgeräte und -fahrzeuge.

Auch in personeller und fachlicher Hinsicht konnten wesentliche Konzepte umgesetzt werden:

- Richtlinien für Wiederbelebung und Notfallversorgung [6].
  Die Richtlinien wurden 1991 vom Deutschen Beirat für Erste Hilfe und Wiederbelebung erstellt und von der Bundesärztekammer herausgegeben, eine 2. überarbeitete Fassung ist in Vorbereitung.
- Einführung des „Leitenden Notarztes" für Großschadensereignisse.
- Einführung des „Ärztlichen Leiters des Rettungsdienstes" zur Qualitätssicherung.
- Einführung eines bundeseinheitlichen Berufsbildes des Rettungsassistenten.
- Unterrichtung von Laien in den Basismaßnahmen der Herz-Lungen-Wiederbelebung.

Notfallmedizinische Ausbildung

Die präklinische Therapie von Notfallpatienten wird als vorgezogene Intensivtherapie charakterisiert, für die der Notarzt einer besonderen Qualifikation bedarf [22]. Notärzte können nicht in einer Person Anästhesist, Kardiologe, Toxikologe, Neurologe und Pädiater sein [2], müssen aber über fundiertes Wissen und Fähigkeiten in der Erkennung und Therapie akuter Gefährdungen der Vitalfunktionen verfügen. Das Anforderungsprofil in seiner Vielseitigkeit erinnert an das Tätigkeitsfeld des Allgemeinmediziners. Entsprechend qualifizierte Anästhesisten, Chirurgen, Internisten und Allgemeinmediziner stellen die große Mehrheit der Notärzte.

Der Notarzt ist bei seiner Arbeit wesentlich auf seine 5 Sinne angewiesen, unterstützt durch wenige transportable diagnostische und therapeutische Hilfsmittel. Ein kardiopulmonaler Reanimationsversuch impliziert eine Vielzahl von einzelnen medizinischen Maßnahmen. Die optimale Ausnutzung des kurzen Zeitraums, der zwischen Erfolg und Mißerfolg liegt, wird entscheidend durch das Zusammenwirken von Notarzt und Rettungssanitäter/Rettungsassistenten bestimmt. Standardisierte Einsatzkonzepte und umfassendes Training sind hierfür unerläßlich. Die Bedeutung der Teamarbeit muß betont werden, da die Entscheidungkonflikte und ethischen Probleme nur im Team und in Übereinstimmung bewältigt werden können, auch wenn die Verantwortung letztlich bei dem beteiligten Notarzt liegt.

Formal den Ärzten vorbehalten und nicht delegationsfähig sind spezifische ärztliche Leistungen wie das Stellen einer Diagnose und die therapeutische Entscheidung [21]. Im notfallmedizinischen Alltag müssen dennoch alle Beteiligten in der Lage sein, vitale Bedrohungen zu erkennen und unmittelbar zu behandeln. Oft ist besonders in ländlichen Bezirken der Rettungssanitäter vor dem Notarzt am Einsatzort. Selbst von qualifizierten Laienhelfern kann das Stellen einer Diagnose (Herz-Kreislauf-Stillstand) und die therapeutische Entscheidung (Basismaßnahmen wie Beatmung und Herzdruckmassage) im Rahmen einer allgemeinen Hilfeleistung erwartet werden (s. Beitrag von H.-D. Lippert).

Fachkundenachweis

Ende 1994 wurden vom Vorstand der Bundesärztekammer auf Vorschlag des Deutschen Beirates für Erste Hilfe und Wiederbelebung neue Empfehlungen und Richtlinien zur inhaltlichen Gestaltung der interdisziplinären Kurse zum Erwerb des Fachkundenachweises „Rettungsdienst" als sog. „Kursbuch Rettungsdienst" verabschiedet [7]. Der Fachkundenachweis Rettungsdienst wurde mittlerweile von den Landesärztekammern eingeführt, einige Ärztekammern wählten die Form einer Zusatzbezeichnung „Rettungsmedizin". Mindestvoraussetzungen für den Erwerb der Fachkunde sind:

- 18 Monate klinische Tätigkeit, davon 3 Monate auf einer Intensivstation oder Notaufnahme mit Einzelnachweis verschiedener notfallmedizinischer Maßnahmen;
- mindestens 10 Einsätze unter Anleitung eines erfahrenen Kollegen bei lebensbedrohlichen Notfällen;
- Teilnahme an einem 80stündigen Fortbildungskurs.

Lehrinhalt des geforderten interdisziplinären Kurses ist u. a. die Vermittlung der Rechtsgrundlagen in der Notfallmedizin. Angaben zur Unterrichtung der angehenden Notärzte über ethische Aspekte in der Notfallmedizin sucht man im Kursbuch vergeblich.

Einsatzstatistik

Im Jahr 1995 wurden vom Rettungsdienst in Deutschland 3,4 Mio. Notfalleinsätze (8,4 Mio. Einsätze insgesamt) durchgeführt [8]. In 43 % oder 1,46 Mio. Fällen bestand eine akute oder drohende vitale Gefährdung, und die Alarmierung des Notarztes war erforderlich. Die Aufschlüsselung der Notarzteinsätze nach der Art der zugrundeliegenden Erkrankung (Abb. 1) zeigt den hohen Anteil internistischer Notfälle (58,1 %) wie Erkrankungen des Herz-Kreislauf-Systems. Gut ein Fünftel (21,4 %) der Indikationen bildeten Unfälle. Der Anteil der Verkehrsunfälle am Einsatzaufkommen betrug 13,4 %.

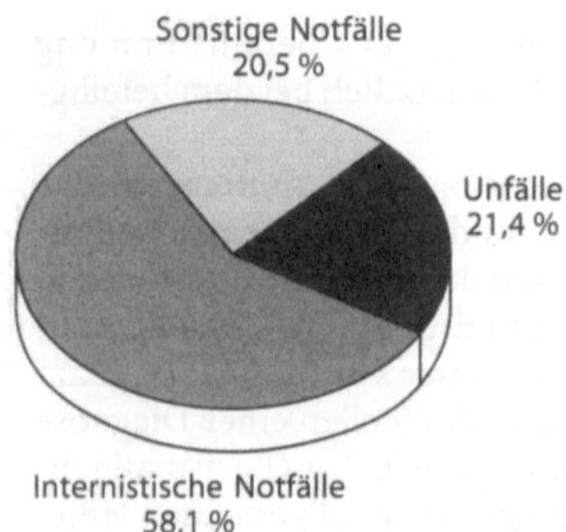

Abb. 1. Spektrum der Notarzteinsätze 1995. (Nach Bundesministerium für Verkehr [8])

Die Auswertung der Göttinger Notarzteinsätze mit Reanimationsmaßnahmen zeigt einen ähnlich hohen Anteil kardialer Ursachen (73,3 %) [13]. Zugrunde lag in der Regel ein akuter Myokardinfarkt, der zu Kammerflimmern und zum Kreislaufstillstand führte. Gerade hier kann durch den schnellen Beginn der Wiederbelebung mit den Basismaßnahmen wie Herzdruckmassage und Beatmung und durch frühzeitige Defibrillation effektiv geholfen werden. Ziel ist es, durch umgehende Wiederherstellung eines Minimalkreislaufs die O_2-Versorgung des Gehirns zu sichern.

Hilfsfrist

Die mittlere Eintreffzeit von der Meldung des Notfalls in der Rettungsleitstelle bis zum Eintreffen der Rettungsmittel am Einsatzort betrug 1995 bei Verkehrsunfällen 7,4 min (ohne Notarzt), mit Notarzteinsatz 9,0 min [8]. Diese Zeit muß noch um die Dauer vom Beginn des Kreislaufstillstandes bis zur Alarmierung und um den Zeitraum vom Eintreffen am Einsatzort bis zum Beginn der medizinischen Maßnahmen am Patienten verlängert werden. Die Summe der genannten Zeiträume ergibt die Hilfsfrist.

In der Bundesrepublik Deutschland liegt die Hilfsfrist bei durchschnittlich 10–12 min, die allerdings besonders in ländlichen Rettungsdienstbereichen teilweise noch überschritten wird. Eine Hilfsfrist, die deutlich über 15 min liegt, stellt eine notfallmedizinische Hilfeleistung in Frage [9].

Faktor Zeit

Warum sind kurze Hilfsfristen und eine schnelle erste Hilfe von so großer Bedeutung? Zeit spielt in der Notfallmedizin die alles überragende Rolle. Zentrale Aufgabe jeder Hilfeleistung durch Laien oder professionelle Helfer bei einem Kreislaufstillstand ist die Erhaltung der Funktionsfähigkeit des Gehirns. Das Gehirn, bestehend aus 10 Mrd. Neuronen und 500 Billiarden Synapsen, beträgt nur 2 % des Körpergewichts, erhält aber 15 % des Herzminutenvolumens und verbraucht 20 % des gesamten O_2-Bedarfs des Körpers. Es ist das menschliche Organ, welches am empfindlichsten auf eine Unterbrechung der Durchblutung und damit der O_2-Versorgung reagiert [1]. Innerhalb von 15 s kommt es zum Bewußtseinsverlust. Der intrazelluläre ATP-Gehalt fällt in 1 min um 90 %. Spätestens nach 1 min erlischt die Hirnstammfunktion, die Pupillen weiten sich und erstarren, die Atmung wird agonal (schnappend) und sistiert. Nach 4–5 min erschöpft sich der Glukose- und ATP-Metabolismus, und erste Strukturveränderungen in der Großhirnrinde treten auf. Nach 8–10 min sind die Veränderungen irreversibel und die Schädigung dehnt sich aus.

Kommt es innerhalb der dargestellten Ischämietoleranzzeit des Gehirns nicht zu Wiederbelebungsmaßnahmen durch Ersthelfer oder Rettungsdienstpersonal, so tritt der Tod des Individuums ein. Es kommt also auf Sekunden an, die über das weitere Schicksal des Patienten entscheiden: zwischen vollständiger Genesung, anhaltendem neurologischem Defektzustand, irreversiblem Hirntod oder irreversiblem Herztod. Die geringe Zeitspanne verdeutlicht die Bedeutung einer tatkräftigen und qualifizierten Laienhelferbeteiligung an der Aufrechterhaltung eines Minimalkreislaufs bis zum Beginn weitergehender medizinischer Wiederbelebungsbemühungen.

2. Der Ablauf der kardiopulmonalen Reanimation

Die Einsatzbedingungen

Die Arbeit als Notarzt oder als Mitglied des Rettungsteams stellt hohe Anforderungen an die fachliche, aber auch an die menschliche Qualifikation. Der unmittelbare Kontakt zu Schwerstkranken und Menschen in Lebensgefahr und die häufige Begegnung mit dem Tod gehören zum Arbeitsalltag. Die stete Bereitschaft zu plötzlich notwendigen Höchstleistungen und nur begrenzt planbare Handlungsabläufe führen nicht selten an die persönliche Leistungsgrenze. Herausragende Charakteristika des Einsatzes sind:

- häufig widrige äußere Bedingungen (Platzmangel, schlechtes Licht, extreme Temperaturen, Öffentlichkeit, verzweifelte Angehörige);
- Zeitnot;
- eingeschränkte diagnostische Möglichkeiten;
- begrenzte therapeutische Maßnahmen;
- fehlende Verlaufsbeobachtung;
- häufig fehlende Kenntnisse von Grund- bzw. Vorerkrankungen.

Die Notarzt-Patienten-Beziehung

Die Beziehung zwischen dem eingesetzten Notarzt und dem betroffenen Patienten ist in der Regel gekennzeichnet durch folgende Besonderheiten:

- erster und einmaliger Kontakt (Ausnahme ländliche Bezirke);
- ein unbekannter Patient (vermittelt durch die Rettungsleitstelle);
- ein bewußtloser Patient (keine Aufklärung über Diagnose und Therapie, keine freie Entscheidung und Einwilligung);
- ein dem Patienten unbekannter Notarzt (keine freie Arztwahl);

– ein mangelhafter Schutz der Privatsphäre;
– eine krisenhafte, evtl. lebensbedrohliche Gesundheitsstörung.

Die Entscheidung

Die potentiellen Entscheidungskonflikte in der Notfallmedizin lassen sich am ehesten anhand einer persönlich erlebten Kasuistik verdeutlichen. Beim geschilderten Fall stand zunächst nicht die kardiopulmonale Reanimation im Vordergrund.

Fallbeispiel

19:11 Uhr: Alarmierung durch die Rettungsleitstelle. Die Meldung lautet: „Nicht ansprechbare Person in einem Altenpflegeheim."

19:13 Uhr: Im Rendez-vous-System mit den Rettungsassistenten erreiche ich als Notarzt die Einsatzstelle.

Die Lage: 74jährige Patientin, im Bett liegend, Augen geöffnet, primär keine Reaktion auf Ansprache, stabile Vitalfunktionen, Zustand nach Ablatio mammae beidseits, Blasenkatheter. Auf erneute Anrede antwortet die Patienten mit verwaschener Sprache. Sie ist zur Person, aber weder zeitlich noch örtlich orientiert und klagt über Kopfschmerzen und Übelkeit. Es besteht eine retrograde Amnesie.

Die beiden diensthabenden Angestellten der Station teilen mit, die Patientin habe beim Bettenmachen plötzlich am ganzen Körper gezittert, die Augen verdreht und sei nicht mehr ansprechbar gewesen.

Die Rettungsassistenten legen einen venösen Zugang und setzen der Patientin eine Sauerstoffmaske auf.

Flüsternd berichten die Angestellten weiter, daß bei der Patientin ein metastasierendes Mammakarzinom bekannt und die Patientin aufgrund ossärer Metastasen im Hüft- und Oberschenkelbereich bettlägerig sei. Mit einem Zeichen werde ich in das gegenüberliegende Stationszimmer gebeten und dort wird mir ein Blatt mit folgendem Text vorgelegt:

Hiermit bestimme ich (Name der Patientin), daß ich keine lebensverlängernden medizinischen Maßnahmen wünsche.
Datum, Unterschrift der Patientin.

Darunter die Zeilen:
Die Unterschrift wurde persönlich in meinem Beisein getätigt.
Datum, Name und Unterschrift der Tochter.

Bei der Rückkehr zur Patientin erscheint diese mittlerweile deutlich wacher, die zeitliche und örtliche Orientierung ist zurückgekehrt, bei fortbestehender retrograder Amnesie. Ich stelle die Verdachtsdiagnose eines abgelaufenen zerebralen Krampfanfalls und erkläre der Patientin ihre Situation. Gleichzeitig weise ich sie darauf hin, daß ich eine Verlegung in die Notaufnahme der Universitätsklinik zur weiteren Abklärung der Krampfursache für erforderlich halte. Die Patientin ist einverstanden.

Bei Ankunft auf der Notaufnahmestation ist die Patientin weitgehend klar und wach, bei anhaltender retrograder Amnesie läßt sie sich noch mehrfach den Ablauf der Ereignisse erklären. Der aufnehmende Neurologe ordnet nach eingehender körperlicher Untersuchung eine Computertomographie des Gehirns an. Hier zeigt sich eine Raumforderung im Sinne einer Metastase des bekannten Tumorleidens. Die Patientin wird am nächsten Morgen bei zusätzlicher Medikation eines Antikonvulsivums und eines Kortikoids wieder in das Altenpflegeheim verlegt.

Am Nachmittag nach Dienstende suche ich die Patientin erneut auf. Sie liegt nun munter in ihrem Bett und spricht gerade mit einer Freundin über frühere Zeiten. Ich berichte ihr von meinem Einsatz und spreche sie auf die verfaßte Verfügung an. Ich frage, welche Konsequenz für das ärztliche Handeln in einer akuten Notfallsituation sie sich von diesem Text erhoffe. Die Patientin erklärt, auf keinen Fall mehr auf eine Intensivstation und an Schläuche zu wollen. Und wenn sie einmal tot im Bett liege, dann möge man sie bitte auch tot lassen.

Ich berichte, daß ich als Arzt zur Hilfeleistung verpflichtet sei und daß hierzu auch die Wiederbelebung eines akut Verstorbenen zähle. Nein, wiederbelebt werden möchte sie nicht. Und wie habe sie unser Vorgehen gestern abend empfunden? Daran könne sie sich nicht mehr erinnern, aber heute ginge es ihr schließlich gut, und in der Klinik habe man auch nichts Schlimmes mit ihr gemacht, das sei schon in Ordnung gewesen. Wenn es ihr schlecht gehe, solle man ihr helfen, dann solle auch der Arzt gerufen werden, schließlich wolle sie ja noch im Frühjahr die Knospen blühen sehen. Aber wenn es das Ende sei, dann solle man es dabei belassen. Ich hoffe, sie verstanden zu haben: medizinische Hilfe, Beistand und Linderung des Leides wünscht sie, aber keine Wiederbelebung und keine Verlängerung eines absehbaren Sterbeprozesses. Doch auch jetzt weiß ich, daß diese Differenzierung im Notfall nicht immer sofort und einfach zu treffen sein wird.

Schlußfolgerungen

Altersheimpatienten und Patienten auf Pflegestationen sind sicherlich nicht repräsentativ für alte Menschen schlechthin. Doch dieses Beispiel verdeutlicht: Grundsätzlich bin ich als Notarzt verpflichtet, in jeder Situation aufgrund der erhältlichen Informationen eine individuelle Entscheidung zutreffen. Grundsätzlich bedeutet, sich bei einem Herz-Kreislauf-Stillstand der (not)ärztlichen Verpflichtung zur Lebensrettung und -bewahrung entsprechend zu verhalten.

Individuelle Entscheidung bedeutet, im Einzelfall nicht nur den medizinischen Sachverhalt heranzuziehen, sondern auch Informationen aus dem Umfeld. Eine Patientenverfügung entbindet mich nicht von meinen Pflichten als Mediziner, stellt aber einen wesentlichen Hinweis für meine ärztlichen Überlegungen dar. Eine solche Verfügung wird letztlich immer nur einen Teil meiner Entscheidungsgrundlage bilden. Ein entsprechendes Handeln wird stark von der Übereinstimmung mit meiner medizinischen Einschätzung der Todesumstände abhängen. Um mein Entscheidungsverhalten auf den Punkt zu bringen:

Bei dieser Patientin hätte ich nach Kenntnis ihrer Verfügung aufgrund des körperlichen Untersuchungsbefundes und der Anamnese bei einem akuten Herz-Kreislauf-Stillstand keinen Reanimationsversuch begonnen. Im Einzelfall kann dies allerdings auch bedeuten, daß die primär unverzüglich aufgrund der erloschenen Vitalfunktionen bei fehlenden sicheren Todeszeichen begonnenen Reanimationsmaßnahmen nach Kenntnis der Begleitumstände sekundär abgebrochen werden.

Hinsichtlich der ärztlichen Entscheidung, mit Reanimationsmaßnahmen zu beginnen, stellt der Deutsche Beirat für Erste Hilfe und Wiederbelebung in seinen Richtlinien von 1991 fest [6]:

Aus medizinrechtlicher Sicht gehört die kardiopulmonale Reanimation in den Bereich der ärztlichen Heilbehandlung, die grundsätzlich der Einwilligung des Patienten bedarf. [....] Diese Willensäußerung ist für den Arzt bindend, dürfte jedoch die Ausnahme sein. In der Regel findet der Arzt einen bewußtlosen Patienten vor, der zu mündlichen Aussagen nicht mehr imstande ist und eine schriftliche Willenserklärung liegt nicht vor. [...]

Im Ergebnis muß beim unbekannten Patienten, bei dem eine der Reanimation entgegenstehende, ernsthafte Willensäußerung nicht bekannt ist, immer mit den Maßnahmen der kardiopulmonalen Reanimation begonnen werden, es sei denn, es lägen sichere Todeszeichen vor [6].

3. Die Ergebnisse

Überlebensraten
nach präklinischer Herz-Lungen-Wiederbelebung

Die Bilanz einer Göttinger Untersuchung zum präklinischen Reanimationserfolg [13]: Bei 185 von 429 Patienten mit Herz-Kreislauf-Stillstand konnten durch die Wiederbelebungsbemühungen der Kreislauf wiederhergestellt und die Patienten in die Klinik eingeliefert werden, d. h. in 43,1 % der Fälle war der präklinische Reanimationsversuch primär erfolgreich. 77 der 185 Patienten überlebten bis zur Entlassung aus der Klinik (17,9 %), davon 59 Patienten (13,8 %) ohne neurologische Folgeschäden (Abb. 2).

Gegenstand der Göttinger Untersuchung war auch der Einfluß einer Ersthelferbeteiligung auf das Reanimationsergebnis. Bei 17,5 % der Patienten mit kardial bedingtem Herz-Kreislauf-Stillstand wurde von Ersthelfern mit Reanimationsmaßnahmen wie Herzdruckmassage und Mund-zu-Mund-Beatmung begonnen.

Die Ergebnisse unterschieden sich deutlich von den Ergebnissen ohne Ersthelferbeteiligung: Bei Beginn der Reanimationsbemühungen durch Laien lag signifikant häufiger statt einer Asystolie als erstem dokumentierten Herzrhythmus bei Eintreffen der professionellen Helfer ein prognostisch günstiges Kammerflimmern vor. Der Anteil der primär erfolgreichen Wiederbelebungsversuche, der aus der Klinik entlassenen Patienten und der Patienten ohne neurologisches Defizit war deutlich höher (Faktor 2–4) in der Gruppe mit Ersthelferbeteiligung.

Diese Ergebnisse unterstreichen die Bedeutung der Laienhilfe für das Überleben nach einem präklinischen Herz-Kreislauf-Stillstand. Mehr als 70 % der kardialen Notfälle ereigneten sich in sozialen Umfeldern, in denen der Patient bekannt war. Über 60 % der Notfälle wurden beobachtet, zumeist von Zeugen, denen der Betroffene persönlich vertraut war.

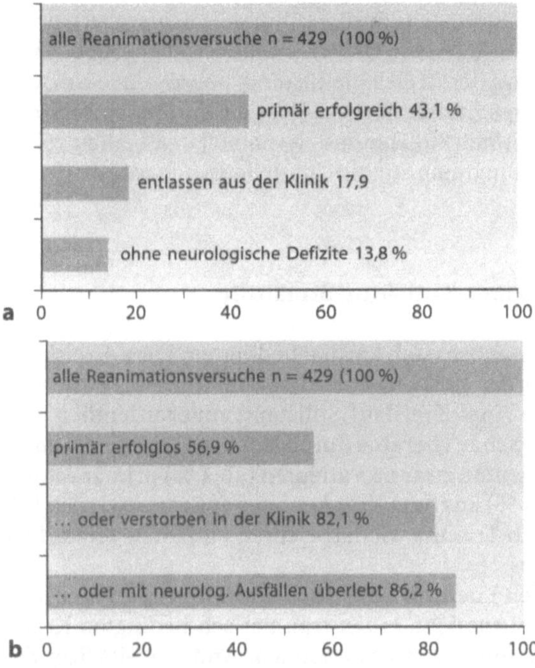

Abb. 2 a, b. Überlebensrate nach präklinischer Herz-Lungen-Wiederbelebung: Überlebende (a), erfolglose Reanimationsversuche und Überlebende mit Behinderung (b). (Mod. nach [13])

Trotz aller Erfolge bei der präklinischen Reanimation muß aber auch auf die Kehrseite hingewiesen werden (Abb. 2):

- Weniger als die Hälfte der präklinischen Reanimationsversuche ist primär erfolgreich.
- Mehr als die Hälfte der primär erfolgreich reanimierten Patienten verstirbt anschließend im Krankenhaus.
- Nahezu ein Drittel der Überlebenden behält neurologische Ausfälle, die von Gedächtnisstörungen bis zum apallischen Syndrom, d. h. dem dauerhaften Verlust der Großhirnrindenfunktion, reichen.

Prognostische Faktoren für den Reanimationserfolg

In einer retrospektiven Auswertung von mehr als 7 000 Reanimationsversuchen konnte die Abhängigkeit der Überlebensrate von Ausgangsbefund und Ablauf der Reanimationsmaßnahmen gezeigt werden [10]. Durchschnittlich lag die Überlebensrate eines Herz-Kreislauf-Stillstandes bei 16 %. Eine kardiale Ursache verbesserte die Prognose auf 18 %, bei Kammerflimmern als Erstdiagnose stieg diese auf 30 %. Wurde der Kreislaufkollaps beobachtet, erhöhte sich die Überlebensrate (34 %) ebenso wie bei Wiederbelebungsmaßnahmen durch Ersthelfer (35 %). Weitere nachgewiesene prognostische Faktoren waren das Intervall bis zum Beginn der Basismaßnahmen (37 %), die Zeit bis zum Eintreffen der professionellen Helfer (48 %) sowie das Intervall bis zum Beginn der erweiterten Reanimationsmaßnahmen (49 %). Anders formuliert: Die höchste Überlebensrate bestand, wenn innerhalb von 4 min von Laien mit den Wiederbelebungsbemühungen begonnen wurde, innerhalb von 8 min professionelle Helfer vor Ort waren, der Kollaps beobachtet wurde, Kammerflimmern vorlag und der Kreislaufstillstand eine kardiale Ursache hatte. Diese Abhängigkeit unterstreicht den herausragenden Einfluß sowohl der (kardialen) Ursache des Herz-Kreislauf-Stillstandes als auch des schnellen zeitlichen Ablaufs der Reanimationsmaßnahmen auf die Überlebenschance.

Überlebensrate
nach traumatisch bedingtem Herz-Kreislauf-Stillstand

Im Gegensatz zur dargestellten Prognose nach kardial bedingtem Herz-Kreislauf-Stillstand sind die Ergebnisse bei der präklinischen Reanimation von Patienten mit traumatisch hervorgerufenem Herz-Kreislauf-Stillstand außerordentlich enttäuschend. Bei aggressiver präklinischer Therapie durch Notärzte konnten in einer Kölner Untersuchung von 224 Patienten zwar 68 Patienten (30,4 %) primär erfolgreich wiederbelebt, doch nur 4 (1,8 %) aus dem Krankenhaus entlassen werden [5]. Mehr als 50 % der präklinisch nach Trauma wiederbelebten Patienten verstarben innerhalb von 24 h im Krankenhaus.

Die Daten in der internationalen Literatur sind noch entmutigender, hier liegt die Überlebensrate unter 1 %. Die Aussicht, einen traumatisch bedingten Kreislaufstillstand zu überleben, ist als minimal zu bezeichnen. Andererseits liegt die Chance nicht bei null, und es gibt bisher keinerlei erkennbare prognostische Faktoren, die eine frühzeitige eindeutige Identifizierung der Patienten ohne jegliche Überlebenschance ermöglichen würden. Daher erscheint hier ein grundsätzlicher Therapieverzicht nicht gerechtfertigt, trotz des beim traumatisch bedingten Kreislaufstillstand bestehenden Mißverhältnisses zwischen dem notfallmedizinischen Einsatz von Menschen und Material sowie dem Ergebnis der medizinischen Bemühungen.

Abbruch von erfolglosen Reanimationsbemühungen:
Einfluß von Vorerkrankungen und Alter

Unter den Mitgliedern der Arbeitsgemeinschaft in Norddeutschland tätiger Notärzte haben wir eine Befragung zum praktischen Ablauf präklinischer Reanimationsversuche durchgeführt. Einige Fragen befaßten sich mit dem Abbruch erfolgloser Wiederbelebungsbemühungen [15]. Auf die Frage, welche Kriterien in die Entscheidung einfließen, einen Reanimationsversuch zu beenden, wurden neben dem zeitlichen Ablauf des Reanimationsversuches und den diagnostischen Befunden (EKG, Pupillenstatus) von 89 % der Notärzte als Kriterium das Alter des Patienten und von 92 % Informationen über Vorerkrankungen genannt.

Vorerkrankungen als prognostisch schlechte Faktoren sind in der Literatur wiederholt belegt [3, 17]. Die Bedeutung des Alters als möglicher prognostischer Faktor hinsichtlich der Überlebenschance bei einem präklinischen Kreislaufstillstand wird in der Literatur kontrovers diskutiert [4, 11, 12, 14, 17, 19, 20, 24]. So wird einerseits ein Anstieg des Anteils der erfolgreichen Reanimationsversuche im Alter beschrieben [20], andere dagegen fanden eine Abnahme des Anteils der überlebenden und aus der Klinik entlassenen Patienten nach Reanimationsversuch im höheren Alter [12]. Die Unterschiede sind am ehesten auf abweichende Einschlußkriterien und Patientenkollektive zurückzuführen.

Bei der Diskussion über das Alter als prognostisches Kriterium für den Erfolg von Reanimationsbemühungen muß berücksichtigt werde, daß bei jüngeren Menschen die häufigste Ursache eines Kreislaufstillstandes ein Trauma mit der oben genannten ungünstigen Prognose bildet. Im höheren Alter dagegen sind prognostisch günstigere, kardiale Ursachen des Kreislaufstillstandes vorherrschend [13]. Andererseits sind im fortgeschrittenen Alter unabhängig von der Ursache des Kreislaufstillstandes häufiger Begleiterkrankungen und eine Einschränkung der Organreserven zu beobachten. Unter Berücksichtigung der unterschiedlichen Ergebnisse der zahlreichen Untersuchungen zur Bedeutung des Alters als prognostischem Faktor hinsichtlich der Überlebenschance nach Herz-Kreislauf-Stillstand lassen sich folgende Aussagen zusammenfassen:

- Bei vergleichbarem Risikoprofil unterscheidet sich die Überlebensrate nicht in Abhängigkeit vom Alter [4, 11].
- Der neurologische Status der Überlebenden ist in allen Altersklassen vergleichbar [19].
- Ältere Patienten weisen keine längere Hospitalisationsdauer auf. Auch ältere Patienten können von präklinischen Reanimationsmaßnahmen profitieren [14, 24].

Murphy et al. befragten 287 Patienten einer geriatrischen Ambulanz (Durchschnittsalter 77 Jahre) zu ihren Wünschen hinsichtlich der Durchführung eines Reanimationsversuches bei einem potentiellen Kreislaufstillstand [18]. Falls sie einen Herz-Kreislauf-Stillstand im Rahmen einer akuten Erkrankung erleiden würden, sprachen sich zunächst 41 % der Patienten für die Durchführung von Reanimationsmaßnahmen aus. Nach Information über die Überlebenschance (Entlassung aus der Klinik) reduzierte sich die Zahl auf 22 %.

Bei Vorliegen eines chronischen Leidens (Lebenserwartung weniger als 1 Jahr) und Auftreten eines Kreislaufstillstandes sprachen sich 11 % für einen Reanimationsversuch aus. Nach Mitteilung der Überlebenswahrscheinlichkeit hielten nur noch 5 % an dieser Meinung fest. Die Zahlen zeigen, daß nahezu die Hälfte der Patienten ihre Meinung änderte, nachdem sie die Prognose erfahren hatten. Das Ergebnis belegt, in welchem Maße die Befragten im fortgeschrittenen Alter einen Reanimationsversuch wünschen und wie wichtig für die persönliche Entscheidung eine Aufklärung über die Prognose ist.

Schlußbemerkungen

Die Herz-Lungen-Wiederbelebung wurde ursprünglich für die Opfer eines plötzlichen Herz- oder Atemstillstands entwickelt. Es konnte nachgewiesen werden, daß ein Herzstillstand – bedingt durch ein Kammerflimmern – mit Hilfe einer schnellen Defibrillation in der Regel einfach und effektiv behebbar ist. Hierbei handelt es sich also weniger um ein schicksalhaftes Lebensende als vielmehr um eine relativ leicht zu behandelnde Komplikation einer koronaren Herzerkrankung. Zahlreiche Opfer eines plötzlichen Herzstillstands verdanken unverzüglich eingeleiteten Wiederbelebungsmaßnahmen ihr Überleben. Dies unterstreicht den Sinn und Wert der Notfallmedizin, der Rettungsdienste und der Laienausbildung in Deutschland.

Die präklinische Wiederbelebung darf aber nicht als technisch-rationale Maßnahme mit integriertem Handlungsautomatismus verstanden werden. Denn sie stellt kein Patentrezept gegen den Tod dar. Der Tod gehört zum Leben und zur personalen Ganzheit. Ich habe aufzuzeigen versucht, daß für den Notarzt und seine Helfer die in jedem Einzellfall erforderliche Abwägung zwischen faßbaren medizinischen Befunden sowie eher abstrakten Größen wie Menschenwürde, Leiden und mutmaßlichem Willen der Betroffenen gerade unter den schwierigen Gegebenheiten der präklinischen Notfallmedizin einen erheblichen Entscheidungskonflikt darstellen kann.

Der Konflikt, ob ein Reanimationsversuch indiziert erscheint oder nicht, besteht letztlich für alle an einem Sterbeprozeß Beteiligten. Durch Information und Aufklärung gilt es, Patienten, Angehörige und betreuendes medizinisches Fachpersonal in die Lage zu versetzen, mit den notfallmedizinischen Einsatzmitteln angemessen umzugehen. Hier sind besonders die behandelnden Hausärzte gefordert, die aufgrund des vorhandenen Vertrauens und ihres medizinischen Sachverstandes eine Klärung des Patientenwillens hinsichtlich der gewünschten medizinischen Hilfeleistung herbeiführen können.

Gerade in der Notfallmedizin gilt das Prinzip: Im Zweifel für das Leben. Die Entscheidung zum Therapieverzicht oder Therapieabbruch bildet aufgrund der begrenzten Informationen über den Kranken die Ausnahme. Es kann jedoch keine für den Einzelfall verbindliche Definition der Behandlungspflicht geben.

Das Erleben der medizinischen und persönlichen Grenzen bedingt die Frage nach der ethischen Orientierung des Arztes. Ärzte können ihre eigene, persönliche Grundhaltung gegenüber dem Leben, Leiden und Sterben in der Entscheidungssituation des Notfalls nicht ignorieren. Diese Entscheidung muß ethisch begründet und rational nachvollziehbar sein [16]. Die grundsätzliche Verpflichtung des Einsatzes für das Leben umfaßt für den Notarzt die traurige Gewißheit, möglicherweise im Einzelfall bei schweren neurologischen Defektzuständen ohne die Wiederherstellung personalen Menschseins nur biologisches Leben bewahrt zu haben.

Wenn der Tod nicht mehr zu bekämpfen ist, ist der Notarzt aufgefordert, diese Grenze zu akzeptieren.

Literatur

1. Abramson NS (1988) Brain Resuscitation. In: Rosen P, Baker FJ, Barkin RM, Braen GR, Dailey RH, Levy RC (eds) Emergency medicine, vol 1, 2nd edn. Mosby, St. Louis Washington/DC Toronto, pp 143–157
2. Ahnefeld FW (1987) Grundsatzreferat zur Effizienz im Rettungswesen: Nicht resignieren – kämpfen! Rettungsdienst 10: 456–464
3. Beer RJ, Reasdale TA, Ghusn HF, Taffet GE (1994) Estimation of severity of illness with Apache II: age-related implications in cardiac arrest outcomes. Resuscitation 27: 189–195
4. Bonin MJ, Pepe PE, Kimball KT, Clark PS (1993) Distinct criteria for termination of resuscitation in the out-of-hospital setting. JAMA 270: 1457–1462
5. Bouillon B, T Walther, M Krämer, E Neugebauer (1994) Trauma und Herzkreislaufstillstand. Anaesthesist 43: 786–790

6. Bundesärztekammer (Hrsg) (1991) Deutscher Beirat für Erste Hilfe und Wiederbelebung. Reanimation – Richtlinien für Wiederbelebung und Notfallversorgung. Dtsch Ärzte-Verlag, Köln, S 108–109

7. Bundesärztekammer (Hrsg) (1994) Kursbuch Rettungsdienst. Curriculum zum Fachkundenachweis „Rettungsdienst". Texte und Materialien der Bundesärztekammer zur Fortbildung und Weiterbildung, Bd. 4, Köln

8. Bundesministerium für Verkehr (1996) Sicherheit im Straßenverkehr. Bericht über die Unfallverhütung im Straßenverkehr und über den Stand des Rettungswesens in den Jahren 1994 und 1995. Bundestagsdrucksache 13/4826 vom 11.6.1996

9. Domres B, Steiner ER (1993) Notfallmedizin im Vereinten Europa. Die prähospitale Versorgung von Schwerkranken und Verletzten. Wer? Wieviel? Welcher Transport? Notarzt 9: 37–42

10. Eisenberg M, Cummins R, Larsen M (1991) Numerators, denominators and survival rates: reporting survival from out-of-hospital cardiac arrest. Am J Emerg Med 9: 544–546

11. Joslyn SA, Pomrehn PR, Brown DD (1993) Survival from out-of-hospital cardiac arrest: effects of patient age and presence of 911 emergency medical services phone access. Am J Emerg Med 11: 200–206

12. Juchems R, Wahlig G, Frese W (1993) Influence of age on the survival rate of out-of-hospital and in-hospital resuscitation. Resuscitation 26: 23–29

13. Kettler D, Bahr J, Busse C, Mantzaris A (1992) Effekt der Ersthelfer- (Laien-)Reanimation auf die kardiopulmonale Wiederbelebung. Anästhesiol Intensivmed Notfallmed Schmerzther 27: 244–247

14. Longstreth WT, Cobb LA, Fahrenbruch CE, Copass MK (1990) Does age affect outcomes of out-of-hospital cardiopulmonary resuscitation? JAMA 264: 2109–2110

15. Mohr M, Bahr J, Schmid J, Panzer W, Kettler D (1997) The decision to terminate resuscitative efforts: results of a questioning. Resuscitation 34: 51–55

16. Mohr M, Kettler D (1993) Ethik in der Notfallmedizin. Darstellung von Grenzen am Beispiel der Reanimation. Ethik Med 5: 117–126

17. Mullie A, Lewi P, van Hoeyweghen R (1989) Pre-CPR conditions and the final outcome of CPR. Resuscitation 17 [Suppl]: 11–21

18. Murphy DJ, Burrows D, Santilli S, Kemp AW, Tenner S, Kreiling B, Teno J (1994) The influence of the probability of survival on patients preferences regarding cardiopulmonary resuscitation. N Eng J Med 330: 545–549

19. Rogove HJ et al. and the Brain Resuscitation Clinical Trial I and II Study Groups (1995) Old age does not negate good cerebral outcome after cardiopulmonary resuscitation: analysis from the brain resuscitation trials. Crit Care Med 23: 18–25

20. Rossi R, Büchsler R (1991) Verbesserung der präklinischen Reanimation. Notfallmedizin 17: 492–498

21. Sefrin P (1995) Kompetenz statt Notkompetenz. Notarzt 11: 129–131

22. Sefrin P (1995) Notfallrettung und kassenärztlicher Notdienst aus ärztlicher Sicht. Notfallmedizin 21: 216–219

23. Statistisches Bundesamt (Hrsg) (1996) Statistisches Jahrbuch für die Bundesrepublik Deutschland. Metzler-Poeschel, Stuttgart, S 430–433

24. Tresch DD, Thakur RK, Hoffmann RG, Olson D, Brooks HL (1989) Should the elderly be resuscitated following out-of-hospital cardiac arrest? Am J Med 86: 145–150

Kapitel 3

Zur Begründung ethischer Prinzipien in der Notfallmedizin

D. von Engelhardt

Zusammenhänge

Den folgenden Überlegungen seien drei Sätze der Vergangenheit und eine Szene aus der babylonischen Medizin vorangestellt, um daran zu erinnern, daß bereits die Geschichte der Medizin mit der Notfallmedizin substantiell verbunden ist.

Der erste Satz ist ein hippokratischer Aphorismus und lautet: *„Ars longa vita brevis"*. *"Vita brevis"*, das Leben ist kurz, meint die Notfallsituation. *„Ars longa"*, die Kunst ist schwierig, meint die Medizin, die in knapp bemessener Zeit für den Notfall eine Antwort zu finden hat. Notfall und Notzeit kommen zusammen.

Der zweite Satz stammt von Petrus Hispanus, dem einzigen Arzt, der Papst geworden ist, nämlich Papst Johannes XXI.: *„Tempus est causa corruptionis"*, die Zeit ist die Ursache des Verfalls. Diese Wendung ist nicht so sehr politisch als grundsätzlich gemeint und zielt ihrerseits auf die Situation der Notfallmedizin: die Zeit trägt zum Verfall des Lebens, der Natur, der Welt bei. Korruption in diesem Sinn gehört wie schließlich der Tod zum Leben hinzu.

Der dritte Satz geht auf den Philosophen Schopenhauer zurück und verdeutlicht ein zentrales Problem der Ethik in der Medizin: „Moral predigen ist leicht, Moral begründen schwer". Von der Formulierung moralischer Sätze zu ihrer Begründung zu gelangen – warum wird dieses oder jenes Verhalten für ethisch bedeutsam, für sittlich positiv oder negativ gehalten? –, ist nicht einfach. Diese Unterscheidung von Schopenhauer verlangt aber nach einer weiteren wesentlichen Ergänzung: Nicht nur ist Moral begründen schwieriger als Moral predigen, noch schwieriger ist es, Moral in die Realität umzusetzen.

Schließlich sei eine Szene aus der babylonischen Kultur angeführt. Herodot berichtet in seinen *Historien* vom Umgang mit Kranken in Babylon, die sich keinen Arzt leisten können. Sie werden auf den Markt getragen, wer an ihnen vorübergeht, muß ihnen sagen, was er selbst in einer solchen Situation oder an anderen erlebt und getan hat: „Schweigend an dem Kranken vorüberzugehen, ist nicht erlaubt." Diese Sitte entspricht dem Laienengagement wie der Basisversorgung, über die in der Gegenwart und speziell der Notfallmedizin intensiv diskutiert wird.

Stets stellt sich die Frage, was bringen ethische Reflexionen? Verändern sie wirklich die Realität? Die Relevanz der ethischen Reflexion für die therapeutische Praxis und ihre Verbesserung ist bereits ein prinzipielles Problem der medizinischen Ethik. Dem eher pessimistischen Satz aus Lessings *Emilia Galotti* möchte man nicht unbedingt zustimmen: „Wer über Tugend spricht, hat keine Tugend", wie ebenfalls nicht der sarkastischen Wendung von George Bernard Shaw: „Tugend ist der Mangel an Gelegenheit."

Ethik besonderer Situationen

Notfallmedizin ist auch aus der medizinethischen oder philosophischen Sicht wirklich eine Medizin des Notfalls, das heißt es handelt sich um Notfall und Medizin. Damit verbinden sich auch in diesem Bereich wie grundsätzlich im Bereich der medizinischen Ethik das Allgemeine mit dem Besonderen. Denn medizinische Ethik, besser gesagt Ethik in der Medizin, ist nicht eine Sonderethik, sondern eine Ethik besonderer Situationen. Hinzu kommt das Besondere der spezifischen Disziplin oder spezifischen Situation der verschiedenen Krankheiten, ihrer Diagnostik und Therapie: Neonatologie, Gynäkologie, Psychiatrie, plastische Chirurgie oder Notfallmedizin. Auch hier gibt es allgemeinmedizinische Aspekte wie allgemeinmedizinethische Dimensionen mit konkreten Spezifizierungen auf beiden Ebenen – der Medizin wie der Ethik.

Nicht behandelt werden kann an diesem Ort die wichtige Frage, wie sehr medizinische Ethik als Ethik in der Medizin in den verschiedenen Disziplinen oder Situationen abhängig ist von philosophischen oder theologischen Voraussetzungen. Läßt sich eine theologiefreie Ethik vorstellen, wie wirkt sich das Verhältnis unterschiedlicher theologischer und philosophischer Positionen auf die Ethik in der Notfallmedizin aus?

Die besonderen Anforderungen und Probleme der Notfallmedizin müssen von der entsprechenden medizinethischen Reflexion beachtet werden. Im Grunde konzentrieren sich diese Probleme auf die begrenzte Zeit, das begrenzte diagnostische Wissen und die begrenzten therapeutischen Möglichkeiten. Diese Grenzen stecken Rahmen für die ethischen Überlegungen in diesem Bereich ab.

Der Fortschritt der Medizin hat die Notfallmedizin mit ihren Möglichkeiten auf der einen Seite entwickelt, auf der anderen Seite – an ein Beispiel wurde mit der babylonischen Szene erinnert, viele weitere aus der Vergangenheit hätten geschildert werden können – hat es Notfälle in der Geschichte der Medizin natürlich immer wieder gegeben. Die anthropologische Grundfigur der Medizin ist – wie der Mediziner Viktor von Weizsäcker im 20. Jh. gesagt hat – ein Mensch in Not und ein Mensch als Helfer. Diese Grundfigur durchzieht die gesamte Geschichte der Medizin und ist auch heute konstitutiv geblieben.

Der Fortschritt hat zu vielen neuen Möglichkeiten geführt, hat Chancen wie Probleme mit sich gebracht, Verbesserungen wie auch Einschränkungen, Spätfolgen etwa, die der Vergangenheit unbekannt waren oder nicht erlebt wurden. Die Ambivalenz des Fortschrittes muß ernst genommen und anerkannt werden, man sollte nicht nur die eine oder andere Seite sehen, sei es übertrieben kritisch oder unangemessen affirmativ.

Ethik und Ökonomie

Ebenso muß begriffen und berücksichtigt werden, daß der Fortschritt mit Ethik kaum zu steuern ist. Entscheidend sind Recht und Ökonomie, die gesetzlichen Festlegungen und die finanziellen Ressourcen. Es kommt nicht von ungefähr, daß gerade in Zeiten beschränkter Mittel die Ethik in der Medizin an Beachtung gewinnt. Wenn die ökonomischen Möglichkeiten knapp werden, wird mehr über Ethik nachgedacht. Im 19. Jh. gab es zwar auch Beiträge zur medizinischen Ethik, aber nicht in dieser Fülle wie in der Gegenwart. Die Steuerung des Progresses bleibt ein Problem: es gibt eine immanente Dynamik, die auf den Erwartungen der Bevölkerung wie auf der inneren Dynamik der Medizin in diagnostischer und therapeutischer Hinsicht beruht.

Ethik in der Medizin heißt angesichts dieser Tatsache oft eher Reaktion auf bestimmte neue Situationen als ihre Produktion oder Verhinderung. Man könnte deshalb von einer Reaktionsethik statt einer Produktionsethik sprechen, wenn man sich mit Ethik in der Medizin auf die Realität beziehen und nicht in einem abstrakten Raum aufhalten will.

Dimensionen – Struktur

In Abb. 1 sind die verschiedenen Dimensionen vorgestellt, die man in der Ethik in der Medizin zu berücksichtigen hat und die auch in der notfallmedizinischen Situation Anwendung finden oder gültig sind.

Wesentlich sind die Unterschiede zwischen dem bloßen Verhalten, der Etikette, dem Ethos, den Pflichten und der ethischen Begründung. Das bloße Verhalten ist ethisch indifferent, wenngleich für den Arzt, die Schwester und den Patienten in mehrfacher Hinsicht bedeutsam. Sitte oder Etikette sind für die Ethik in der Medizin und ihre Ausbreitung wichtig; das gilt auch für die Notfallmedizin. Entscheidend für die medizinische Ethik ist aber erst der sittliche Bereich, der auch „Ethos" genannt wird, das moralische und sittliche Verhalten sowie die entsprechende Einstellung. Von diesem konkreten Verhalten oder dieser sittlichen Wirklichkeit ist die Pflichtenlehre oder die Deontologie zu unterscheiden. Ethik war in der Geschichte der Medizin und ist auch heute für viele Mediziner wesentlich die Formulierung von Pflichten; der hippokratische Eid wie die Zehn Gebote sind deontologische Texte. Moralisieren ist aber noch keine ethische Begründung. Pflichten lassen sich ebenso wie allgemein die Sittlichkeit oder Moralität begründen; diese Begründung ist die Aufgabe der Ethik. Die notfallmedizinethische

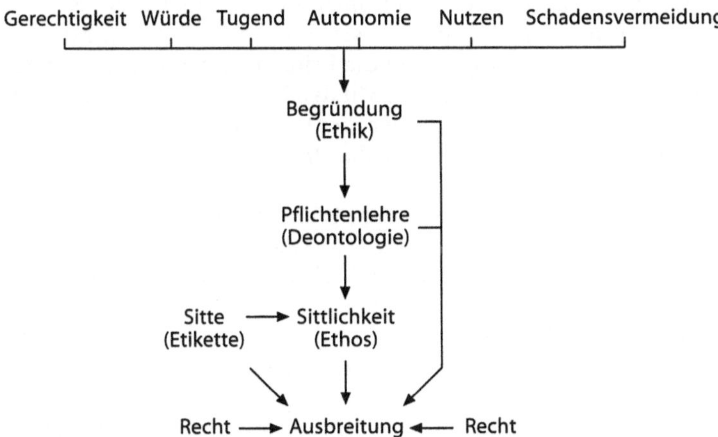

Abb. 1. Ethos und Ethik in der Medizin

Reflexion wird im übrigen den Unterschied zwischen dem deontologischen oder Pflichtenstandpunkt und dem teleologischen Standpunkt, der das Ziel, das Ergebnis berücksichtigt, stets beachten. Die Grenzen zwischen diesen beiden Standpunkten können aber auch fließend sein.

Die Differenz zwischen Pflichtenformulierung oder ethischer Begründung und dem sittlichen Verhalten selbst, dem Ethos, ist fundamental – zahlreiche Mißverständnisse und Konflikte zwischen Medizinern und Philosophen gehen auf die Verwechslung dieser Ebenen zurück. Wenn von Philosophen unterstellt wird, sittliches oder moralisches Verhalten sei in der Medizin und auch in der Notfallmedizin nicht möglich, wenn dieses nicht auch begründet, wenn nicht auch in die ethische Reflexion aufgestiegen würde, liegt ebenso eine Verwechslung der Ebenen vor, als wenn von medizinischer Seite unterstellt wird, Philosophen meinten mit ihren ethischen Reflexionen und Prinzipienüberlegungen moralische Praxis bereits hervorgebracht zu haben.

Man kann sich moralisch verhalten, ohne dieses Verhalten begründet zu haben oder begründen zu können; umgekehrt kann unsittlich handeln, wer ethische Begründung geleistet hat oder zu leisten imstande ist. Diese Ebenen müssen auseinandergehalten und zugleich in ihrem möglichen oder gewünschten Zusammenhang beachtet werden: die ethische Begründung, die Formulierung von Pflichten und das konkrete moralische Verhalten.

Ethische Prinzipien

Ethik als Begründung sittlichen Verhaltens – in der Notfallmedizin wie in allen medizinischen Disziplinen – kann von verschiedenen Prinzipien ausgehen. Zentral sind aus angloamerikanischer Sicht das Prinzip der Autonomie (*„autonomy"*), das Prinzip der Gerechtigkeit (*„justice"*), das Prinzip des Nutzens (*„beneficence"*), das Prinzip der Schadensvermeidung (*„non maleficence"*). Von diesen 4 Prinzipien werden 3 im hippokratischen Eid aus dem 5.–4. vorchristlichen Jh. bereits genannt, nämlich Nutzen, Nichtschaden und Gerechtigkeit; das Autonomieprinzip fehlt in diesem Eid.

Aus europäischer Sicht und den Traditionen der europäischen Kulturgeschichte – und dieser Kontext ist für die Realisierung der Ethik in der Medizin wie konkret der Notfallmedizin wichtig – sind die Prinzipien der Würde und der verschiedenen Tugenden ebenfalls wesentlich. Mit den Prinzipien begründen wir, ob ein bestimmtes Verhalten unethisch ist oder nicht, ob sich Pflichten vertreten lassen und wie schließlich die Umsetzung in die Praxis erfolgt und verbessert werden kann.

Eine zentrale Pflicht für die Medizinethik oder für das ethische Verhalten in der Medizin ist bekanntlich der *„informed consent"* (Aufklärung und Zustimmung), eine Pflicht für den Arzt wie auch den Patienten – die Formulierung einer Pflicht auf der deontologischen Ebene, begründet mit dem Prinzip der Autonomie. Wenn wir uns fragen, warum wir für die Aufklärung durch den Arzt und die Zustimmung durch den Patienten eintreten, dann wird unsere Antwort bestimmt von dem Prinzip der Autonomie.

Wichtig für die Notfallmedizin und allgemein für die Medizin ist die Frage der Ausbreitung von Ethos, die Ausbreitung des sittlichen Verhaltens. Diese Ausbreitung kann auf verschiedenem Wege erfolgen. Ein Weg ist die Etikette; hier heißt es dann: in unserer Klinik oder unserer Praxis oder unserem Notfallwagen gehört sich das oder das nicht, so wird das bei uns gemacht oder nicht gemacht. Für den einzelnen Patienten ist es oft weniger entscheidend, ob sich Ärzte und Schwestern ihm gegenüber aus Etikettenübereinstimmung sittlich korrekt verhalten oder aus innerlicher Übereinstimmung mit einer entsprechenden Pflicht oder einer selbst geleisteten oder bewußt übernommenen Prinzipienableitung.

Zur Ausbreitung tragen natürlich auch die Formulierungen von Pflichten und ethischen Begründungen bei. Entsprechende Symposien und Kongresse und nicht zuletzt die Ausbildung an der Universität wirken in diese Richtung. Ausbildung heißt Lehre und Prüfung – nach dem Entwurf der neuen Approbationsordnung soll Medizinethik in allen drei Studienabschnitten obligatorisch gelehrt und geprüft werden. Geprüft werden kann aber im Prinzip nicht moralisches Verhalten, sondern ethisches Wissen.

Zur Ausbreitung gehören auch die Gesetze. Auf Gesetze können Ethik oder Ethos nicht verzichten, sie gehen aber zugleich über die Gesetze hinaus. Therapie ohne Aufklärung und Zustimmung stellt eine Körperverletzung dar, *„informed consent"* genügt allerdings nicht, da auch über unmoralische und ungesetzliche Verhaltensweisen aufgeklärt und entsprechend eingewilligt werden kann; genauer müßte von *„moral and legal informed consent"* gesprochen werden.

Ethik in der Medizin allgemein wie speziell auch in der Notfallmedizin ist keinesweg nur ärztliche Ethik (vgl. Abb. 2). Aufsätze und Bücher mit dem allgemeinen Titel medizinische Ethik behandeln oft nur Themen des Arztes, stellen in Wahrheit also Beiträge zur ärztlichen Ethik dar.

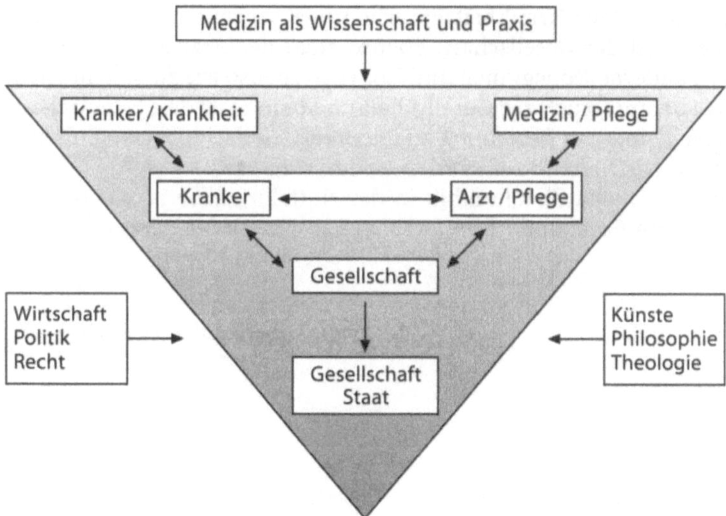

Abb. 2. Struktur der medizinischen Ethik

Rechte, Plichten, Tugenden

Auch der Notfallpatient ist ein Subjekt, dem Ethik wie Ethos nicht abzusprechen sind; auch er hat Rechte und Pflichten – wie der Arzt. Eine asymmetrische Verteilung – auf der einen Seite Rechte des Patienten und auf der anderen Seite Pflichten des Arztes – entspricht nicht der Ethik der Medizin. Patient wie Arzt besitzen Rechte und Pflichten, beide können auch Tugenden zeigen. Natürlich darf die anthropologische Situation: ein Mensch in Not – ein Mensch als Helfer, nicht übersehen werden; die therapeutische Beziehung zwischen Patient und Arzt geht in einem Vertragsverhältnis nicht auf, sie besteht aus einer komplexen Verbindung von Asymmetrie und Symmetrie.

Patient, Arzt und Gesellschaft, d. h. Angehörige, Freunde, Arbeitskollegen, Kommune und Staat sind immer auf diese 3 Ebenen der Pflichten, Rechte und Tugenden zu beziehen, bei allen ist zu fragen: Wie sieht es mit den Rechten aus, wie sieht es mit den Pflichten aus, wie sieht es mit den Tugenden aus?

Diese „Binnenstruktur" der medizinischen Ethik ist abhängig von ökonomischen, politischen und juristischen Voraussetzungen, auch von kulturellen, philosophischen und theologischen Hintergründen. In der Medizinethikdiskussion in den Vereinigten Staaten wird ebenfalls zunehmend der Bereich der Künste beachtet, die Schilderung von Patientenschicksalen in Romanen und Erzählungen, die Darstellung von Patient und Arzt auf Bildern.

Schließlich wird die Ethik in der Notfallmedizin wie in allen anderen Disziplinen der Medizin vom Fortschritt in Diagnostik und Praxis wesentlich geprägt. Neue Probleme haben sich ergeben, alte wurden aber auch überwunden.

Jedes Zentrum dieses medizinethischen Dreiecks ist auf sich selbst und die anderen Zentren bezogen. Man kann von einer Ethik des Patienten gegenüber anderen Kranken und seiner Krankheit sprechen wie gegenüber seinem Arzt, seinen Angehörigen und der Gesellschaft. Ebenso steht der Arzt in einem ethischen Verhältnis zu anderen Kolleginnen und Kollegen ebenso wie zu seinem Fach in Diagnostik und Therapie, auch zur Gesellschaft und dem Staat. Die Gesellschaft befindet sich ihrerseits in einer Beziehung zu anderen Gesellschaften, zu Subeinheiten der eigenen Gesellschaft wie zum Patienten und zum Arzt.

Ein entscheidendes Thema für die Ethik in der Notfallmedizin ist das bereits genannte Verhältnis von Ethik und Recht (Abb. 3). Die Kreise des Rechts und der

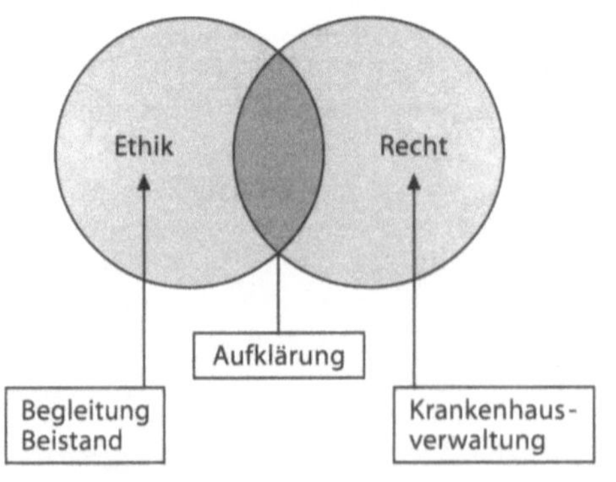

Abb. 3. Ethik und Recht

Ethik überschneiden sich, sind aber nicht identisch. Was in den Sektor der Überschneidung fällt – wie der *„informed consent"* – ist in der Realisierung natürlich besonders gesichert. Es gibt aber viele Ebenen, die auch für die Notfallmedizin wie überhaupt für die Medizin zentral sind – Begleitung oder Beistand im Sterben –, die sich juristisch nicht einklagen lassen. Auf der anderen Seite gibt es verschiedene Regelungen in der Medizin, die ethisch indifferent, aber für das Krankenhaus oder die Durchführung eines Notfalleinsatzes notwendig sind.

Für viele Bereiche müssen Gesetze auch noch erlassen werden, da Ethos und Ethik offensichtlich nicht ausreichen. In der Bundesrepublik Deutschland fehlt zum Beispiel noch ein Transplantationsgesetz. Neue Situationen verlangen nach neuen juristischen Regelungen.

Ethische Urteile können von externen oder falschen Voraussetzungen ausgehen. Sogenannte Fehlschlüsse verdienen auch im Bereich der Notfallmedizin Beachtung. Entscheidend ist der naturalistische Fehlschluß, der auch als Oberbegriff für weitere Fehlschlüsse genommen werden kann: für biologistische, psychologistische und soziologistische. Bei diesen Fehlschlüssen orientiert sich das ethische Urteil an der Natur, der Gefühlswelt, der Gesellschaft und nicht an der Ethik selbst. Was Bienen oder Ameisen tun, wonach unsere Gefühle verlangen, was das verbreitete Verhalten in der Bevölkerung ist, wird für gut gehalten. Ethik ist aber weder Natur noch Statistik. Vom Sein kann nicht auf das Sollen geschlossen werden. Psychologie und Physiologie können Moral nicht begründen, sind aber für sie zugleich sehr wichtig.

Es gibt auch einen normativistischen Fehlschluß, der darin besteht, ethische Begründung bereits für die Realität zu halten. Was auf einem Symposium der Notfallmedizin diskutiert und sogar zu einem gemeinsamen Ergebnis gebracht wird, ist noch lange nicht realisiert, bedarf noch der Bewährung in der Praxis.

Konkretionen

Die Ethik der Notfallmedizin bezieht sich auf verschiedene Situationen und Herausforderungen. Von grundsätzlicher Bedeutung scheint die Spannung zwischen der technisch-somatischen Orientierung und der ebenso notwendigen empathischen und geistigen Zuwendung zu sein; diese Spannung stellt nicht nur einen psychologischen, sondern stets auch einen ethischen Konflikt dar. Humanität und Technik stehen aber keineswegs grundsätzlich in einem Widerspruch, schließen sich auch in der Notfallmedizin nicht aus. Die wenig schmeichelhaften Bezeichnungen „Rettungstechnokrat" oder auch „Rettungsrambo" weisen aber sicherlich auf reale Gefahren hin. Ein weiteres allgemeines Charakteristikum der Notfallmedizin ist die Tatsache, daß eine Beziehung zu den Angehörigen hergestellt wird oder werden muß, die man nicht oder kaum kennt.

Viele weitere Bereiche könnten und müßten behandelt werden; eine Auswahl ist unvermeidbar. Nur erwähnt seien zum Beispiel die Probleme des Suizidpatienten und des Psychotikers, die besondere juristische und ethische Anforderungen mit sich bringen – was auch für die unverzichtbare Forschung gilt.
Acht Aspekte sollen im folgenden knapp erörtert werden.

1. Autonomie

In der Notfallsituation kann bekanntlich die Entscheidung des Patienten, die mit dem Prinzip Autonomie eine hohe Einschätzung erfährt, oft nicht oder nur begrenzt eingeholt werden. Die gegebene Situation und die therapeutischen Möglichkeiten mit ihrem Nutzen und Risiko können dem Patienten nicht erläutert werden. Geschäftsunfähigkeit und mutmaßlicher Wille sind mit ethischen wie auch juristischen Fragen verbunden.

Der kantische Begriff von Autonomie meint aber nicht nur die individuelle Entscheidung, sondern eine Entscheidung, die nach Vernunftprinzipien erfolgt (in Autonomie ist *nomos* = Gesetz enthalten). Nach dieser philosophischen Tradition sind alle Menschen, ist die Menschheit in die autonome Entscheidung des Patienten einbezogen, die so im Horizont einer Allgemeinheit des Vernünftigen erfolgt. Die Spannweite, die hier gültig ist, hat Rousseau in die Ausdrücke der *„volonté générale"* und der *„volonté de tous"* gebracht, des Allgemeinwillens und des Willens aller Menschen. In dieser Perspektive verringert sich die Fragwürdigkeit des mutmaßlichen Willens, weil die Entscheidung für den Patienten, aus dieser Ebene der Allgemeinheit getroffen, Solidarität mit dem kranken und sterbenden Menschen auf *„nomos"* bezogen wird.

2. Würde

Den 4 angloamerikanischen Prinzipien der Autonomie, der Gerechtigkeit, des Nutzens und der Schadensvermeidung wird mit Recht ein entscheidendes Gewicht beigemessen, sie reichen für die Medizin aber nicht aus. Sie sollten durch das Prinzip der Würde und das Konzept der Tugenden ergänzt werden.

Würde oder Wohl des Patienten kennzeichnen ein altes Prinzip der europäischen Medizin; immer wieder wurde der *„voluntas aegroti suprema lex"*, dem Willen des Patienten – als dem ausgesprochen juristischen Standpunkt – die *„salus aegroti suprema lex"*, das Wohl des Patienten – als dem medizinischen Standpunkt – entgegengestellt. Dieser Konflikt der Medizin ist auch heute aktuell, er verlangt nach einem Ausgleich: wie läßt sich eine Vermittlung herstellen zwischen *„salus"* auf der einen und *„voluntas"* auf der anderen Seite?

3. Tugenden

Das Konzept der Tugenden ist in der gesamten abendländischen Philosophie und Medizin von der Antike bis zur Gegenwart verbreitet gewesen. Von Tugenden wird zwar innerhalb und außerhalb der Medizin im 20. Jh. weniger häufig gesprochen, sie werden aber zunehmend wieder aufgegriffen und selbst in amerikanischen Publikationen behandelt – ein wichtiger Sammelband wurde 1985 von Shelp herausgegeben *(Virtue and Medicine)*. Die klassischen Kardinaltugenden sind: Weisheit, Tapferkeit, Bescheidenheit, Gerechtigkeit; die christlichen Tugenden lauten: Glaube, Liebe, Hoffnung.

In vielen Situationen und Bereichen läßt sich die Bedeutung der verschiedenen Tugenden nachweisen, vor allem für die reale sittliche oder moralische Praxis der Medizin. Die Tugend der Tapferkeit gilt nicht nur für den Patienten, sondern ebenfalls – man denke nur an Aids – für Ärztinnen und Ärzte, Schwestern und

Pfleger. Die Tugend der Gerechtigkeit hat bereits Aufnahme in die bioethischen Grundprinzipen gefunden und spielt bei der Allokation oder der Verteilung der medizinischen Mittel eine wesentliche Rolle. Die Tugenden der Hoffnung und Liebe sind zentral für die Solidarität mit den Be- hinderten, für den Umgang mit dem Kranken und vor allem mit dem Sterbenden. Daß diese Tugenden auch in der Notfallmedizin bedeutsam sind, ist offensicht-lich.

4. Schweigepflicht

Diese Pflicht kommt bereits im hippokratischen Eid vor, Schweigepflicht ist aber in diesem Eid keine absolute, sondern eine konventionelle Pflicht; sie wird nur verlangt, wenn in der spezifischen Region – so heißt es ausdrücklich in diesem Eid der Antike – über die Krankheit nicht gesprochen wird. Schweigepflicht im juristischen Sinne gibt es für den hippokratischen Arzt nicht, heute hat die Pflicht der Verschwiegenheit aber diesen Status. Wille, Würde, Recht und Sitte kommen hier zusammen.

Daß die Schweigepflicht in der Notfallmedizin nicht immer eingehalten werden kann, ist ebenfalls manifest und ethisch vertretbar.

5. Therapieverzicht

Notfallmedizin heißt immer wieder Verzicht oder Abbruch der Therapie. Viele spezielle Fragen ergeben sich und müssen differenziert behandelt werden. Triage ist für die Notfallmedizin ein wichtiges Stichwort. Behandlungs- und Transportdringlichkeit müssen ebenso beurteilt werden wie die Überlebenswahrscheinlichkeit. Ebenfalls bedeutsam ist die Prüfung, ob der etablierte Gegensatz von Nutzen und Nichtschaden wirklich ausreicht? Ethik heißt nicht selten eher die Wahl zwischen zwei Übeln als zwischen gutem und schlechtem Handeln: ein bestimmtes Übel muß einem noch größeren Übel vorgezogen werden.

Selbsthilfe, Delegation und Notkompetenz sind weitere Stichworte, die in diesem Zusammenhang in der Notfallmedizin nicht nur juristische, sondern stets auch ethische Klärung verlangen.

6. Euthanasie

Der Sinn von Euthanasie spannt sich zwischen Lebensverkürzung und Sterbebeistand aus; einflußreich ist der soziokulturelle Kontext. Was wird unter Sterben und Tod verstanden, welche Reaktionen werden von Gesunden, Kranken und Ärzten befürwortet? Kann der Tod auch positiv beurteilt und akzeptiert werden? Als Johannes XXI. von *„tempus est causa corruptionis"* sprach, meinte er einerseits die Zeit als Ursache der Endlichkeit – „Zeit ursachet Fäulnis" wird später Paracelsus sagen –, zugleich dachte der Papst an Korruption als Voraussetzung der Auferstehung; *„tempus est causa creationis"*, ließe sich ebenfalls sagen: Zeit ist eine Grundkategorie der Schöpfung. „Corruptio" und „restitutio" stehen in einem inneren Zusammenhang. Restitution meint hier allerdings nicht Rehabilitation im medizinischen Verständnis, sondern Gewinnung einer geistig-seelischen Integrität. In stoischer Sicht heißt Philosophie sterben lernen – *„mori discere"*. Euthanasie besaß in der Antike den Sinn eines glücklichen und ehrenwerten Sterbens (*„felici et* *honesta morte mori*") und nicht einer Lebensbeendigung, die für den stoischen Arzt in jener Epoche allerdings ebenfalls erlaubt war.

Die Notfallmedizin steht ihrerseits vor der großen Herausforderung, zu einem glücklichen und ehrenwerten Sterben beitragen zu können, damit Rilkes Wort nicht zutrifft: „Oh Herr, gib jedem seinen eigenen Tod, eine Weile noch und er wird ebenso selten sein wie ein eigenes Leben." Albert Camus hat die Auffassung vertreten: „Die einzige wirkliche Solidarität zwischen den Menschen ist die Solidarität gegenüber dem Tod." Was kann dies in der Notfallmedizin heißen? Anregungen können Schriftsteller und Philosophen geben. Der Arzt und Philosoph Karl Jaspers meint zur Kommunikation mit dem Sterbenden: „Der Sterbende läßt sich nicht mehr ansprechen; jeder stirbt allein; die Einsamkeit vor dem Tode scheint vollkommen, für den Sterbenden wie für den Bleibenden. Die Erscheinung des Zusammenseins, solange Bewußtsein ist, dieser Schmerz des Trennens, ist der letzte hilflose Ausdruck der Kommunikation. Aber diese Kommunikation kann so tief gegründet sein, daß der Abschluß im Sterben selbst noch zu ihrer Erscheinung wird und Kommunikation ihr Sein als ewige Wirklichkeit bewahrt." Diese Kommunikation ist auch und besonders in der Notfallmedizin möglich.

7. Schuld

Ethik und Schuld gehören zusammen. Wer handelt, wird auch versagen, wird Fehler machen. Die Annahme von Schuld ist zentral für die Medizin und insbesondere die Notfallmedizin.

Vielleicht in keiner anderen medizinischen Disziplin sind Aktivität und Passivität derart intensiv und spannungsreich miteinander verbunden – Aktivität als kuratives Handeln mit Passivität als seelisch-geistigem Beistand. In einem spezifischen Sinn ist diese Passivität aktiver als jene Aktivität. Unmittelbar muß von der einen Haltung in die andere Haltung gewechselt werden. Nicht nur psychologische Empathie ist gefragt, sondern ebenso der geistige Beistand. Psychologie ist notwendig, aber nicht hinreichend, es kommt auf die Werte und Orientierungen an, die in dieser Beziehung beachtet und realisiert werden.

8. Allokation

Die Verteilung der diagnostisch-therapeutischen Mittel ist ein bedrängendes Thema der Medizin und nicht zuletzt auch der Notfallmedizin. Die Zukunft der Notfallmedizin – hier verbinden sich Ethik mit Ökonomie und Recht – hängt entscheidend davon ab, wie sehr die Gesellschaft bereit ist, Mittel zur Verfügung zu stellen. Auf der Makroallokationsebene muß das Bruttosozialprodukt verteilt werden: auf den Gesundheitsbereich, Bildungsbereich, Wehrbereich etc. Dann muß die Entscheidung über innermedizinische Schwerpunkte gefällt werden: Wohin sollen die Mittel fließen – in die Prävention, Kuration oder Rehabilitation? Schließlich muß über bestimmte Gruppen – Alter, Geschlecht usw. – und über den einzelnen Patienten entschieden werden.

Was von dem Notfallmediziner auf der Ebene der Mikroallokation in unmittelbarer Konfrontation mit dem Verletzten entschieden wird, hängt von den politischen Entscheidungen auf der Makroallokationsebene ab. Hier bleibt die bedrängende und fundamentale Frage: Wie können diagnostische und therapeutische Möglichkeiten gerecht verteilt, wie kann eine Zweiklassenmedizin vermieden werden?

Perspektiven

Notfallmedizin als Medizin des Notfalls und der Notzeit ist ein neuer Begriff, aber von der Sache her mit dem Wesen der Medizin seit ihrem Beginn verbunden. Der Fortschritt hat eindrucksvolle Möglichkeiten eröffnet und zugleich zahlreiche Probleme mit sich gebracht. Wesentlich sind für die Ethik der Notfallmedizin wie allgemein der Medizin eine Reihe von Unterscheidungen: Etikette als Sitte oder Gewohnheit; Ethos als gelebte und verwirklichte Ethik; Pflichten als Forderungen des Verhaltens; Ethik als Begründung und Theorie der Realisierung. Pflichten sind weder Begründungen noch die Realität; Ethik in der Medizin heißt oft eher Reaktion auf Situationen als Produktion dieser Situationen. Notfallmedizin ist in besonderem Maße ein Beispiel der Paradoxie der Medizin, nämlich Aktivität und Passivität verbinden oder im Wechsel leisten zu müssen.

Eine neue Aufgabe stellt sich mit der Vermittlung der Ethik im Unterricht: Wie kann vom Arzt später erwartet werden, was in seiner Ausbildung nicht vorgekommen ist? Im Prinzip kann allerdings nur ethisches Wissen gelehrt und geprüft werden, nicht aber moralisches Verhalten. Dennoch ist diese Wissensvermittlung wichtig und hat auch Folgen.

Man muß über den medizinischen Unterricht aber noch hinausgehen: Wenn unsere Gesellschaft insgesamt nicht zur Kommunikation mit dem Sterbenden, wie überhaupt der Menschen untereinander bereit ist, wie kann Kommunikation dann von der Medizin und speziell in der Notfallmedizin verlangt werden? Ethik der Notfallmedizin bleibt auf die Ethik der Gesellschaft oder der Kultur bezogen. Medizinische Ethik ist keine Sonderethik, sondern eine Ethik besonderer Situationen. Erste Hilfe ist eine ethische wie juristische Pflicht jedes Bürgers.

Begonnen wurde mit dem hippokratischen Aphorismus *„Ars longa, vita brevis"*. Die weiteren Sätze dieses Aphorismus können ebenfalls auf das Zentrum der Aufgaben in der Notfallmedizin bezogen werden und als leitend für die ethischen Reflexionen in diesem Bereich gelten: „Das Leben ist kurz, die Kunst ist lang. Der rechte Augenblick ist flüchtig, der Versuch ist trügerisch, die Entscheidung ist schwierig."

Weiterführende Literatur

Ahnefeld FW, Dick W, Kilian J, Schuster HP (Hrsg) (1990) Notfallmedizin. Springer, Berlin Heidelberg New York Tokio
Beauchamp TL, Childress JF (1989) Principles of biomedical ethics. Oxford Univ Press, New York
Engelhardt D von (Hrsg) (1989, [2]1997) Ethik im Alltag der Medizin. Das Spektrum der Disziplinen. Springer, Berlin Heidelberg New York Tokio
Fritzsche P (1991) Ethische und rechtliche Aspekte der Notfallmedizin. Geriatrie und Praxis 8: 34–38
Himmelseher S, Pfenninger E (1993) Grenzen der Notfallmedizin. Anaesthesiol Intensivmed 34: 1–6

Iserson KV (1991) Emergency medicine and bioethics. A plan for an expanded view. J Emerg Med 9: 65–66

Lemke J (1993) Notfall-Ethik. Ethische Aspekte bei der ersten Hilfe. Heilberufe 45: 372–373

Mohr M, Kettler D (1993) Ethik in der Notfallmedizin. Darstellung von Grenzen am Beispiel der Reanimation. Ethik Med 5: 117–126

Nelson MS, Eliastam M (1991) Role-playing for teaching ethics in emergency medicine. Am J Emerg Med 9: 370–374

Reich WT (ed) (1995) Encyclopedia of bioethics. vols 1–5, 2nd edn. Macmillan, New York

Rössler D (1991) Moral und Ethik in der Intensivmedizin. Intensivmedizin 28: 141–144

Schara J (Hrsg) (1982) Humane Intensivtherapie. Perimed, Erlangen

Sefrin P (Hrsg) (1990) Grenzsituationen im Rettungsdienst. Zuckschwerdt, München

Shelp EE (Hrsg) (1985) Virtue and medicine. Explorations in the character of medicine. Reidel, Dordrecht

Recht auf Wiederbelebung – Recht auf Tod? Die rechtliche und ethische Verpflichtung zur Hilfe

G. WOLFSLAST

Zwei Fallkonstellationen

Meine Überlegungen zur ethischen und rechtlichen Verpflichtung zur Hilfe im Notfall möchte ich anhand von 2 Fallkonstellationen entwickeln:

1. Bild: Unfall beim Schlittschuhlaufen

Angenommen, ich wäre auf einem zugefrorenen See zum Schlittschuhlaufen. Es kommt zu einem Zusammenstoß mit einem Jugendlichen, der Eishockey spielt, ich stürze, schlage mit dem Kopf auf die Eisfläche und bleibe mit schweren Kopfverletzungen bewußtlos liegen. Als nach einer Weile der Notarzt kommt – wieviel Zeit zwischen dem Unfall und seinem Eintreffen vergangen ist, läßt sich nicht mehr genau feststellen –, findet er mich mit Atemstillstand, vielleicht schon mit Zeichen des klinischen Todes vor. Ihm ist einerseits klar, daß er unverzüglich Reanimationsmaßnahmen einleiten muß, wenn noch etwas zu retten sein soll, andererseits ist ihm bewußt, daß meine Chancen, diesen Zustand, der jetzt schon eingetreten ist, überhaupt bzw. ohne allzu große Schäden zu überwinden, sehr gering sind. Was soll er tun? Soll er, bevor er Wiederbelebungsmaßnahmen einleitet, in meiner Anoraktasche nachsehen, ob ich darin ein Patiententestament habe, das Aufschluß geben könnte über meinen Willen, in einer solchen Situation behandelt zu werden? Das habe ich nicht. Aber wenn es so wäre, sollte er dann darüber nachdenken, nachdenken müssen, ob er an diese Verfügung gebunden ist? Oder soll er gar nicht erst nach einer solchen Verfügung suchen, die ja rechtlich sowieso nur von begrenztem Wert ist, und wegen der schlechten Prognose von sich aus jegliche Rettungsmaßnahme unterlassen, weil meine Großhirnrinde möglicherweise schon irreversible Schäden erlitten hat und er mir ein Dahinvegetieren ersparen will?

2. Bild: Herzinfarkt in der Wohnung

Anruf bei einer Rettungsleitstelle, eine Frau bittet um einen Notarzt, weil ihr 70jähriger Ehemann über Unwohlsein und heftigen Brustschmerz klagt. Sie gibt an, daß er vor zehn Jahren schon einmal einen Herzinfarkt erlitten habe. Als der

Notarzt eintrifft, empfängt ihn die Frau mit den Worten „Er ist tot." Der Patient hat keinen meßbaren Puls mehr, es ist bereits zum Atemstillstand gekommen, die Haut ist zyanotisch verfärbt, die Pupillen sind weit und lichtstarr. Der Notarzt beginnt trotzdem mit Reanimationsmaßnahmen, er ignoriert die Ehefrau, die entsetzt zusieht und immer wieder sagt, das habe ihr Mann nicht gewollt, er habe sich immer ein friedliches Sterben gewünscht, wollte keine intensivmedizinischen Maßnahmen. Herz- und Kreislauftätigkeit kommen dank der Bemühungen des Arztes spärlich wieder in Gang, der Patient wird ins Krankenhaus gebracht, dort weiterbeatmet, künstlich ernährt usw. Er bleibt bewußtlos und verstirbt nach 14 Tagen. Die Familie ist entsetzt, weil sie meint, daß es sich hier um Maßnahmen gehandelt habe, die gegen einen Sterbenden gerichtet seien; nicht mehr um Hilfe, sondern um eine Unterbrechung des Sterbens.

Die Verpflichtung zur Hilfe

Der medizinische Notfall wird zu einem rechtlichen Notfall

Die 1. Situation – Unfall beim Schlittschuhlaufen – möchte ich als „Straßennotfall" bezeichnen, die 2. Situation als den „häuslichen Notfall". Ich unterscheide diese beiden Situationen, weil, wie ich noch ausführen werde, m. E. die Bedingungen des Handelns für den Notarzt in diesen beiden Situationen unterschiedliche sind. Weitgehend einheitlich ist allerdings, jedenfalls in der Regel, das Grundmuster, der Grundkonflikt: Der Notarzt muß sich sehr schnell entscheiden, vor allem dann, wenn es um die Einleitung von Wiederbelebungsmaßnahmen geht. Er kann das Ausmaß der schon eingetretenen Schäden nicht erkennen und das Risiko einer erfolgreichen Reanimation, was immer das heißen mag, nicht hinreichend sicher vorhersehen. Er kennt den Patienten und seine Vorgeschichte nicht, und er kann nicht mit ihm kommunizieren.

Unser ganzes mehr oder minder ausgefeiltes rechtliches Instrumentarium, über das wir in den normalen ärztlichen Situationen verfügen, versagt also in diesen Notfällen, in denen eine Herz-Lungen-Wiederbelebung durchgeführt werden muß: Der Patient kann nicht über die Risiken der Behandlung aufgeklärt werden, er kann nicht einwilligen, und noch weniger kann er die Einwilligung verweigern. Er kann sein Selbstbestimmungsrecht nicht ausüben, jedenfalls nicht unmittelbar, und dementsprechend kann es auch nur eingeschränkt respektiert werden. Mit Autonomie im individuellen Sinn ist es in diesen Situationen also nicht weit her; der medizinische Notfall wird gewissermaßen auch zu einem rechtlichen.

Allerdings gibt es durchaus rechtliche Notfallkonstruktionen: Ist ein Patient bewußtlos oder sonst nicht einwilligungsfähig, duldet aber die medizinisch erforderliche Maßnahme keinen Aufschub, so arbeiten wir bekanntlich mit der Konstruktion der mutmaßlichen Einwilligung. In Anlehnung an die Regelungen über die berechtigte Geschäftsführung ohne Auftrag ist zu prüfen, ob die Behandlung im wohlverstandenen Interesse des Bewußtlosen liegt und seinem wirklich geäußerten oder mutmaßlich anzunehmenden, subjektiven Willen entspricht. Bei medizinisch indizierten Maßnahmen wird grundsätzlich davon ausgegangen, daß sie im objektiven Interesse des Patienten liegen und daß er auch subjektiv mit ihnen einverstanden ist. „Grundsätzlich" deshalb, weil man annimmt, daß der normale, nicht suizidale Patient leben will und deshalb damit einverstanden ist, daß ihm geholfen wird, am Leben zu bleiben, den Notfall zu überwinden.

Im Zweifel:
Wiederbelebungsmaßnahmen durchführen

Unser Problem ist jedoch, daß in den Fällen der Herz-Lungen-Wiederbelebung diese grundsätzliche Annahme verfehlt sein kann und wohl in vielen Fällen verfehlt sein wird, so daß die „rechtliche Notfallkonstruktion" der mutmaßlichen Einwilligung nicht weiterhilft: Wir können eben nicht davon ausgehen, daß es objektiv und subjektiv im Interesse eines jeden Patienten liegt, soweit „wiederhergestellt" zu werden, daß nur noch sein Körper minimal funktioniert, nicht aber mehr sein Geist, wenn man das so gegenüberstellen darf; daß er also, statt sterben zu dürfen, durch medizinische Maßnahmen in einen Zustand versetzt wird, den wir umgangssprachlich als „Dahinvegetieren" bezeichnen. Aber: solange die Prognose und damit das Risiko vor allem eines apallischen Syndroms oder eines anderen schwerwiegenden neurologischen Defektzustands nicht eindeutig ist, solange ist davon auszugehen, daß auch der durchschnittliche Patient, den wir als Maßstab nehmen, will, daß alles zur Rettung seines Lebens versucht wird, daß ihm eine Chance gegeben wird weiterzuleben – leben in dem Sinne, daß es mehr ist als die bloß biologische Existenz. Das ist eine generalisierte Grundannahme. Sie gilt zumindest für die von mir sogenannte „Straßensituation", die in der Regel ursprünglich mehr oder minder Gesunde trifft, und dort für die Einleitung von Rettungsmaßnahmen. Das heißt, und da befinde ich mich in Übereinstimmung mit Stellungnahmen von Notärzten und in Übereinstimmung auch mit dem, was z. B. die Richtlinien der Bundesärztekammer für Wiederbelebung und Notfall sagen: Bei einem unbekannten Patienten, der einen Unfall erlitten hat, sind im Zweifel Wiederbelebungsmaßnahmen einzuleiten. Davon ist jedenfalls dann zwingend auszugehen, wenn der Patient nicht einwilligungsfähig ist, m. E. aber auch dann, wenn er zunächst ansprechbar sein sollte.

Zwar kann man davon ausgehen, daß die meisten Menschen „unsinnige" lebensverlängernde Maßnahmen für sich ablehnen; unter „würdigem Sterben" wird eben allgemein verstanden, daß der Sterbeprozeß eines Menschen nicht aufgehalten wird. Gerade diese Frage aber, ob es sich schon um einen Sterbeprozeß handelt, der durch die Reanimation bloß verlängert wird, bzw. ob der Verunglückte bereits so schwerwiegend geschädigt ist, daß die Reanimation ihn zu einem Patienten in einem *persistent vegetative state* macht, kann v. a. in der Notfallsituation „auf der Straße" in aller Regel nicht hinreichend zuverlässig beurteilt werden. Deswegen muß hier immer dem Grundsatz *„in dubio pro vita"* der Vorrang gegeben werden; es muß grundsätzlich zunächst immer alles zur Rettung unternommen werden, es müssen Wiederbelebungsmaßnahmen eingeleitet werden. Zeitspannen anzugeben, innerhalb derer eine kardiopulmonale Reanimation als sinnvoll angesehen werden kann oder nicht, ist aus verschiedenen Gründen, nicht zuletzt wegen der Ungenauigkeit von Zeugenaussagen, nicht möglich. Solange keine eindeutigen Todeszeichen vorliegen oder es sich nicht um Verletzungen handelt, die medizinisch jedes Rettungsbemühen ausschließen, darf die zwischen schädigendem Er-

eignis und der möglichen Aufnahme von Reanimationsbemühungen liegende
Zeitspanne daher für die Frage, ob reanimiert wird oder nicht, keine Rolle spielen.

Die Beendigung der intensivmedizinischen Behandlung

Diese Auffassung läßt sich freilich nur dann guten Gewissens vertreten und fordern, wenn Einleiten von Wiederbelebungsmaßnahmen nicht bedeutet, daß
lebensverlängernde Maßnahmen, die in der Notfallsituation begonnen wurden,
insbesondere in der klinischen Situation zwingend bis zum Todeseintritt weiterge-
führt werden müssen. In den Zug einsteigen müssen dürfe nicht heißen, so hat es
H.-L. Schreiber (Göttingen) einmal mündlich formuliert, daß man nicht wieder
aussteigen dürfe – soll heißen: ergibt sich, daß weitere intensivmedizinische Bemühungen um den Patienten nach ärztlichem Ermessen erfolglos sein und nur zu
einer Verlängerung des Sterbeprozesses führen werden, so ist die Behandlung
insoweit abzubrechen und, sofern möglich, auf Leidensminderung und Basispfle-
ge, also Sterbebegleitung im ärztlichen Sinne zu beschränken. Freilich dürfte das
„Aussteigen" – um bei diesem Bild zu bleiben – in der Akutsituation eher schwierig
sein. Ich würde den Abbruch von Wiederbelebungsmaßnahmen bei einem Unfall-
opfer im Rettungswagen nicht ausschließen wollen, aber eine vertretbare Prognose unter Berücksichtigung des schon zuvor bestehenden Zustandes des Patienten
ist zumeist wohl nur unter klinischen Bedingungen möglich. Erst dann wird sich in
der Regel feststellen lassen, ob Umstände vorliegen, die gegen eine Weiterführung
lebensverlängernder Maßnahmen sprechen, z. B. Vorerkrankungen oder hohes
Alter und Multimorbidität. Hohes Alter allein ist kein Grund, ärztliche Bemühungen um Lebensrettung einzustellen oder gar nicht erst einzuleiten. Ebenfalls erst
unter klinischen Bedingungen kann man bei diesen Patienten feststellen, ob es ein
– aussagekräftiges – Patiententestament gibt oder andere sichere Indizien für
einen der Weiterbehandlung entgegenstehenden Willen des Patienten.

Das Risiko, daß jemand durch Wiederbelebung schwerstgeschädigt wird – *„the
ultimate tragedy, the human vegetable"* – , daß er also als Opfer von Notfallmedizin
anzusehen ist, weil er Hilfsmaßnahmen unterworfen wurde, die er, hätte er sich
äußern können, abgelehnt hätte, dieses Risiko bleibt letztlich beim Patienten. Es ist
wohl – so bitter das klingt, zynisch gemeint ist es nicht – ein Preis, den wir für die
Rettungsmedizin mit ihren Chancen und oft genug ja auch Segnungen für einzelne
Menschen bezahlen müssen, den jeder einzelne, konkret Betroffene dann zahlen
muß.

Der Wille des Kranken und der Zeitfaktor

Anders, weniger eindeutig als beim „Straßennotfall" mag die Situation des „häuslichen Notfalls" sein. Auch hier muß immer schnell entschieden und gehandelt
werden, aber anders als in der Unfallsituation auf der Straße kann es mehr Anhaltspunkte sowohl für den der Reanimation entgegenstehenden Willen des Patienten geben als auch für die Prognose. Ich möchte, extrem verkürzt, einen Sachverhalt schildern, der eine notfallmedizinische Konstellation enthält, wenngleich
keine der Wiederbelebung, aber ich denke, daß er trotzdem recht aufschlußreich

ist: Die 81jährige Altäbtissin eines Klosters, die nach Schlaganfall, Herzinfarkt und Lungenentzündung als wohl schon Sterbende schwerstpflegebedürftig in die Obhut ihrer Klosterfamilie entlassen worden war, um in der vertrauten Umgebung ihr Leben zu Ende zu bringen, wurde gegen den Widerstand der Klosterfamilie in ein Krankenhaus eingewiesen und, als Komplikationen eintraten, dort auch noch einer Operation unterzogen, bevor sie nach ca. 6 Wochen verstarb. Eine solche Einweisung als notärztliche Maßnahme scheint mir, bei aller gebotenen Vorsicht gegenüber einem Fall, den ich nur aus der Literatur kenne – er wurde vor 2 Jahren von Pastor Schlaudraff und Prof. Campenhausen in der Zeitschrift *Ethik in der Medizin* berichtet –, nicht sachgerecht zu sein. Hier wird der Patientin nicht mehr geholfen, es wird nicht mehr *„pro vita"* und nicht in ihrem Interesse gehandelt, sondern ein schon begonnener Sterbeprozeß wird unterbrochen; außerdem war wohl nach allen Umständen davon auszugehen, daß es dem Wunsch und Willen der Kranken entsprach, gerade nicht im Krankenhaus zu bleiben – also auch nicht wieder dort hingebracht zu werden –, sondern, ohne Hoffnung auf Lebensrettung, nach Hause zu kommen und dort auch zu sterben. Dieser Fall scheint mir geradezu ein Paradebeispiel dafür zu sein, daß sich aus der Vorgeschichte, und zwar der medizinischen, persönlichen und sozialen sowie aus Äußerungen der Nahestehenden ermitteln lassen kann, was dem Willen eines Kranken entsprechen würde.

Freilich wird Nachfragen, Nachforschen auch beim häuslichen Notfall dann kaum in Betracht kommen, wenn reanimiert werden muß, was bei der Altäbtissin nicht der Fall war. Ein Atemstillstand läßt keine Zeit, jede Minute des Abwartens erhöht das Risiko für den Patienten, nicht mehr am Leben zu bleiben. Auch hier also meine ich, daß das Problem oft weniger auf der Ebene der Einleitung von Wiederbelebungsmaßnahmen liegt, wenn es denn um solche geht, als auf der der Beendigung. Je mehr Zeit aber besteht, desto mehr muß auf die individuelle Situation des Patienten Rücksicht genommen werden.

Auch im von mir eingangs geschilderten 2. Fall war es danach richtig, ungeachtet der Intervention der Ehefrau des Patienten, die Reanimation einzuleiten. Jeder weitere Zeitverlust, der mit Nachfragen verbunden gewesen wäre, hätte Fakten geschaffen, die nicht mehr hätten rückgängig gemacht werden können; der Notarzt mußte sofort handeln, um Raum zu schaffen für weitere Entscheidungen.

Das Zeitargument gilt, dies sei der Vollständigkeit halber angemerkt, freilich nicht – und das heißt zugleich, daß für die „generalisierte Grundannahme *pro vita"* kein Platz ist –, wenn der notfallmäßig gerufene Arzt zugleich der behandelnde Arzt des Patienten ist und dessen Vorgeschichte und Willen kennt. Ist also der Arzt über die inkurable Vorerkrankung bzw. Grunderkrankung im Bilde und weiß er, daß sein Patient in einer lebensbedrohlichen Situation keine Wiederbelebungsmaßnahmen will, so besteht für ihn keine Verpflichtung zu reanimieren.

Die Beendigung des Wiederbelebungsversuchs

Für die Beendigung der Notfallmaßnahmen durch den Notarzt dürfte in der Situation des internistischen Notfalls mehr Spielraum bestehen als beim „Straßennotfall". Der Notarzt, der z. B. zu einem alten und multimorbiden Patienten gerufen wird, der beim Eintreffen des Notarztes keine Atmung mehr hat, Kammerflimmern im EKG aufweist, schon weite, lichtstarre Pupillen hat – bei einem solchen

Patienten kann in der Regel schon nach sehr kurzer Zeit, schon zuhause und nicht erst im Krankenhaus gesagt werden, daß die eingeleitete Reanimation – wenn der Kreislauf sich halbwegs stabilisiert hat oder stabilisieren sollte – nur um den Preis schwerster irreversibler Schäden erkauft werden kann. Das Unterlassen weiterer Rettungsbemühungen, der Abbruch der Reanimation kommt in einer solchen Situation sicher in Betracht, wenn er nicht sogar ethisch geboten ist.

Dies gilt v. a. dann, wenn die Ehefrau oder ein anderer Angehöriger darauf hinweist, daß der Kranke künstliche Beatmung und andere intensivmedizinische Maßnahmen in terminalem Zustand für sich stets abgelehnt habe, und wenn vielleicht sogar noch ein schriftliches Patententestament vorgelegt werden kann: In solchen Situationen, in denen durch das Einleiten von Rettungsmaßnahmen etwas Zeit geschaffen wurde, um einen Überblick zu bekommen, darf nicht über den Kopf des Patienten hinweg entschieden werden, sondern hier muß dem Selbstbestimmungsrecht des Kranken, auch wenn er momentan nicht mehr äußerungsfähig ist, so weit wie möglich Rechnung getragen werden. Die Beendigung von Rettungsbemühungen kann aber auch in Betracht kommen, wenn eine früher abgegebene ausdrückliche Willensäußerung und auch der mutmaßliche Wille nicht bekannt sind: Therapiereduktion bzw. -verzicht ist zulässig und geboten, sofern der Wille des Patienten dem nicht entgegensteht, wenn klar ist, daß durch die Intensivtherapie nur der schon begonnene Sterbeprozeß verzögert werden würde, oder wenn ein Versagen der Intensivtherapie aufgrund der Gesamtsituation vorhersehbar ist.

Autonomie des Patienten – Autonomie des Arztes

Ich zähle mich durchaus zu den Juristen, die das Selbstbestimmungsrecht des kranken Menschen nicht bloß für eine Schimäre halten. In der Notfallsituation aber ist es in gewisser Weise zu relativieren, jedenfalls soweit es um die Frage der Einleitung der notfallmäßigen Behandlung geht. Würden wir den Willen des Patienten mehr oder minder genau feststellen können, wie das unter normalen Bedingungen, bei einer normalen Behandlung der Fall ist, dann sollte die Respektierung dieses Willens außer Frage stehen, und das würde wohl in vielen Fällen bedeuten, daß der Arzt sich, auch wenn es seiner Überzeugung widerspricht, diesem Patientenwillen fügen und untätig bleiben müßte. Der nur schwach, wenn überhaupt vorhandene, oder der mangels Äußerungsfähigkeit verborgen bleibende Wille muß aber in der Notfallsituation eher zurücktreten – zurücktreten hinter der generellen Vermutung der Entscheidung für das Leben und vielleicht auch hinter dem Recht des Notarztes, in einer unklaren, höchst kritischen und in höchstem Maße eilbedürftigen Situation eine klare, wenn auch zwangsläufig generalisierende und sehr risikobehaftete Entscheidung zu treffen. Dies scheint mir eine Situation oder eine Auffassung zu sein, die dem sehr nahe kommt, was D. von Engelhardt in seinem Beitrag als den generellen Aspekt von Autonomie bezeichnet hat: daß es hier um ein Art von vernünftiger Autonomie geht, um eine Autonomie, die eingebettet ist in die Gesamtheit, die also auch die Position des Notarztes mit einbezieht.

Die Möglichkeiten zu Therapieverzicht und Therapieverweigerung sind damit in der präklinischen Notfallsituation wohl zwangsläufig eingeschränkt. Das Dilemma oder die „Fallstricke" der Notfallmedizin sind wohl unvermeidlich, jedenfalls was die präklinische Reanimation betrifft; das Risiko, von einem Menschen nicht viel mehr als die Hülle zu retten, ist die Kehrseite des Gewinns an berechtigter und oftmals ja auch verwirklichter Hoffnung. In der Diskussion wurde eben angemahnt, ein Notarzt müsse auch bedenken, in welches Leben er seinen Patienten noch entläßt. Er muß es bedenken, sicher, aber ich glaube, er hat in der Akutsituation nicht viel Zeit dazu. Die Problematik liegt, wie gesagt, auf der Ebene der Beendigung der Therapie, auf der der Arzt mehr Möglichkeiten hat, den Willen des Patienten zu erforschen und zu berücksichtigen. Auf dieser Ebene wünschte ich mir mehr Mut, gegebenenfalls intensivtherapeutische Bemühungen einzustellen.

Die erforderliche Sorgfalt

Ein weiterer Problemkreis der präklinischen Notfallmedizin, den ich nur kurz ansprechen möchte, betrifft die erforderliche Sorgfalt, also die Frage danach, was in dieser Situation zu leisten ist und ob man rechtlich zur Verantwortung gezogen werden kann, wenn im Zusammenhang mit Reanimationsmaßnahmen Schäden auftreten, beispielsweise Rippenbrüche oder auch innere Verletzungen durch die Herzdruckmassage. Diese Fragen haben an Bedeutung gewonnen, seit auch Laien, denen naturgemäß leichter Fehler unterlaufen, in die Herz-Lungen-Wiederbelebung einbezogen werden. Das Risiko für den professionellen wie für den Laienhelfer, zivil- und/oder strafrechtlich wegen fahrlässiger Körperverletzung oder sogar fahrlässiger Tötung zur Verantwortung gezogen zu werden, ist gering, da für das Handeln im Notfall nicht der Standard des Arztes im normalen Einsatz gilt, sondern ein reduzierter Sorgfaltsmaßstab. Verlangt wird die „erforderliche" Sorgfalt; dabei ist das, was „erforderlich" ist, wesentlich von den äußeren Umständen abhängig. Wenn schnelles Handeln geboten ist und nur wenige Hilfsmittel zur Verfügung stehen, wenn die äußeren Bedingungen insgesamt sehr schwierig sind, kann vom Helfer weder das Maß an äußerer noch an innerer Sorgfalt verlangt werden, das unter normalen Bedingungen zu erbringen wäre. Der Helfer hat jede Chance zu nutzen, die Aussicht auf Erfolg versprechen könnte. Ein Fehler kann dem Arzt, Rettungssanitäter oder Laienhelfer nur bei vorsätzlichem oder grob fahrlässigem Verhalten angelastet werden. Dabei wirkt sich die Notlage beim Fahrlässigkeitsmaßstab wiederum zugunsten des Helfers aus, denn die grobe Verletzung der erforderlichen Sorgfalt setzt einen absolut unverständlichen, besonders elementaren Fehler voraus. Der strafrechtliche Sorgfaltsmaßstab ist außerdem abhängig von den individuellen Fähigkeiten des Helfers: jeder muß nur die Leistung erbringen, zu der er individuell, nach seinen persönlichen Fähigkeiten, und in der konkreten Situation imstande ist. Damit wird z. B. der in der Herz-Lungen-Wiederbelebung ausgebildete Laienhelfer, der objektiv vielleicht mehr zu leisten vermag als der nicht ausgebildete Laie, keinem erhöhten Haftungsrisiko ausgesetzt, denn berücksichtigt werden wird immer, daß er mit dem Handeln in einer Notsituation nicht vertraut ist und deshalb die erworbenen Kenntnisse u. U. nicht „sachgerecht" einsetzen kann.

Literatur

Bundesärztekammer (Hrsg) (1991) Deutscher Beirat für Erste Hilfe und Wiederbelebung. Reanimation – Richtlinien für Wiederbelebung und Notfallversorgung. Dtsch Ärzte-Verlag, Köln, S 108–109

Campenhausen AF von, Schlaudraff U (1994) Konflikte bei der Krankenhauseinweisung einer unheilbar Kranken durch den Notarzt. Ethik Med 6: 32–37

Deutsch E (1997) Medizinrecht, 3. Aufl. Springer, Berlin Heidelberg New York Tokio

Deutsche Gesellschaft für Chirurgie (1996) Leitlinie zum Umfang und zur Begrenzung der ärztlichen Behandlungspflicht in der Chirurgie (Leitlinie). Eine Stellungnahme zu: Therapiebegrenzung und „ärztliche Sterbebegleitung", Entwurf April 96

Laufs A (1993) Arztrecht, 5. Aufl. Beck, München

Mallach HJ, Schlenker G, Weiser A (1993) Ärztliche Kunstfehler. G. Fischer, Stuttgart Jena New York

Mohr M, Kettler D (1993) Ethik in der Notfallmedizin. Darstellung von Grenzen am Beispiel der Reanimation. Ethik Med 5: 117–126

Schreiber H-L (1983) Arzthaftung und erforderliche Sorgfalt. Hals-Nasen-Ohrenarzt 31: 228–232

Schwartz G (ed) (1992) Principles and practice of emergency medicine, vol 1, 3rd edn. Lea & Febiger, Philadelphia London

Sefrin P (1993) Praxis der Notfälle. Hoechst, Frankfurt am Main

Steffen E (1983) Der „verständige Patient" aus der Sicht der Juristen. MedR 3: 88–92

Der juristische Status quo bei der präklinischen Herz-Lungen-Wiederbelebung in Deutschland

H.-D. Lippert

Wer den heutigen gesetzlichen Status der Notfallmedizin mit demjenigen vor 20 Jahren vergleicht, wird erstaunt sein: es hat sich gesetzlich praktisch nichts verändert, seit 1974 und in den folgenden Jahren die Rettungsdienstgesetze der Bundesländer in Kraft traten und der Rettungsdienst bundesweit dadurch eine neue, zeitgemäße und v. a. effektivere Struktur verpaßt bekam. Zur praktischen Durchführung von Rettungs- und Notarztdienst haben sie sowieso keine Regelungen getroffen [1]. Ausnahme: das Gesetz über das Berufsbild der Rettungsassistentin und des Rettungsassistenten, welches 1989 in Kraft getreten ist. In der Praxis der Notfallmedizin hat gerade dieses sehnlich gewünschte Gesetz mehr Probleme geschaffen als gelöst [2]. Geklärt hat es nur eines: es hat den bisher ungesicherten Status des Rettungssanitäters als Rettungsassistenten gefestigt. Ansonsten haben sich auf nahezu alle Fragen der Notfallmedizin in der täglichen Praxis mit Hilfe der geltenden Gesetze brauchbare Antworten finden lassen, z. B. für die Notkompetenz, um nur einen bedeutsamen Komplex zu nennen. Einschlägige Gerichtsentscheide zum Thema sind in diesem Zeitraum jedenfalls nicht bekannt geworden.

Der Laienhelfer

Wer sich im Unglücksfall vorsätzlich der Hilfeleistung entzieht und nicht im Rahmen des Zumutbaren und Erforderlichen die nach seinen Fähigkeiten beste, die wirksamste Hilfe leistet oder sie nicht sofort leistet, macht sich nach § 323 c StGB der unterlassenen Hilfeleistung strafbar [3]. Diese Pflicht zur Hilfeleistung ist für jedermann verbindlich. Sie gilt also auch für das erste Glied der Rettungskette, den Laienhelfer. Zwar kann von ihm keine Hilfeleistung wie von einem Arzt verlangt werden. Gefordert werden kann aber, daß er bei einem Herz-Kreislauf-Stillstand diejenigen Maßnahmen beherrscht und anwendet, die ihm etwa im Rahmen der Ersten-Hilfe-Ausbildung als Anwärter auf die Fahrerlaubnis vermittelt worden sind. Ferner hat er dafür zu sorgen, daß potente Hilfe angefordert wird.

Erforderlich ist in diesem ersten Stadium des Geschehens die Herzdruckmassage. Zumutbar ist diese Maßnahme bzw. das Feststellen des Herz-Kreislauf-Stillstandes jedermann. Verfügt der Laienhelfer etwa als Studierender der Medizin, als zufällig anwesender Arzt oder als sonst herbeigerufener Arzt über zusätzliche Fachkenntnisse, so ist ihm eine erweiterte Hilfeleistung zuzumuten. Leistet er diese Hilfe nicht, so macht er sich strafbar. Dem Arzt ist zuzumuten, daß er alle Möglichkeiten ergreift, um den Herz-Kreislauf-Stillstand rückgängig zu machen, so lange diese Maßnahmen Aussicht auf Erfolg bieten. Diese Pflicht zur Lebenserhaltung folgt aus dem Standesrecht (§ 1 Abs. 2 Berufsordnung) und dem Tötungsverbot, das sich aus §§ 211 ff. StGB ergibt. Bleibt der Laienhelfer (unabhängig von dem Umfang seiner Qualifikation) untätig, so macht er sich strafbar, weil § 323 c StGB nicht auf den Eintritt eines Erfolges durch die unterlassene Hilfeleistung abstellt, sondern nur das Untätigbleiben in der Hilfesituation als solches mit Strafe bedroht.

Der Rettungs- und Notarztdienst

Anders stellt sich die Angelegenheit in den weiteren Gliedern der Rettungskette dar. Sowohl im Rettungs- wie im Notarztdienst, der Leitstelle und der Krankenhausaufnahme haben wir es mit organisierten Gliedern der Rettungskette zu tun, die ausdrücklich die Aufgabe haben, bei lebensbedrohlich Erkrankten Maßnahmen zur Erhaltung des Lebens und zur Vermeidung gesundheitlicher Schäden einzuleiten, sie transportfähig zu machen und sie in ein zur weiteren Behandlung geeignetes Krankenhaus zu transportieren. Alle diejenigen Personen, die im Rettungs-/Notarztdienst tätig sind, seien es Ärzte, Rettungsassistenten oder auch Rettungssanitäter haben gegenüber dem Notfallpatienten eine Garantenstellung aus der übernommenen Aufgabe [4].

Bleiben sie untätig, obwohl ihre Hilfe erforderlich und ihnen die Hilfeleistung auch zumutbar ist, so machen sie sich entweder der fahrlässigen oder vorsätzlichen Körperverletzung oder fahrlässigen Tötung (je nach eintretendem Erfolg) schuldig und zwar in Form des unechten Unterlassungsdelikts. Ein Untätigbleiben ist dabei in vielfältiger Weise denkbar. Zum einen kann es die Person, die in der Rettungsleitstelle die Einsätze lenkt, unterlassen, einen eingehenden Notruf an die Einsatzmannschaft weiterzugeben. Diese kann es unterlassen, den an sie ergangenen Auftrag auszuführen. Schließlich können Rettungssanitäter oder Rettungsassistenten untätig bleiben, weil sie die Situation verkennen oder sich die Durchführung der erforderlichen Maßnahmen zur Beseitigung des Herz-Kreislauf-Stillstandes nicht zutrauen. In diese Situation können auch Notärzte kommen. Alle diese Fehlbehandlungen können zur Strafbarkeit führen.

Eine etwas andere Situation ist gegeben, sofern Rettungssanitäter, Rettungsassistenten und Notärzte zwar die ihnen zumutbaren und erforderlichen Hilfsmaßnahmen einleiten, diese Maßnahmen aber mangels Erfolg abbrechen. Auch hier kann im Prinzip eine Strafbarkeit gegeben sei. Der Nachweis strafbaren Verhaltens wird sich aber gerade bei dieser Fallgestaltung praktisch schwierig gestalten und an der Beweissituation scheitern, weil dem Rettungsassistenten/Rettungssanitäter nachgewiesen werden muß, daß sein Unterlassen zu einer Verkürzung des Lebens des Notfallpatienten geführt hat. Ein Beweis, der selten erfolgreich geführt werden dürfte.

Der Wille des Notfallpatienten

Notfallpatienten im Sinne der rettungsdienstlichen Vorschriften – also richtige Notfallpatienten – sind meist bewußtlos [5]. Sie sind also nicht imstande, einen rechtlich relevanten Willen zu äußern, an welchem sich das Personal des Rettungs-/Notarztdienstes orientieren könnte. Aber selbst wenn der Notfallpatient zu Willensäußerungen imstande wäre, so wäre damit noch immer nicht gesagt, daß es sich dabei um einen rechtlich beachtlichen Willen eines einwilligungsfähigen Patienten handelt.

Warum ist auf den Willen des Patienten – den der Arzt feststellen muß – so großer Wert zu legen? Ganz einfach: nach dem von unserer Verfassung (Art. 1 und 2 Grundgesetz) vorgegebene Menschenbild bedarf jeder Eingriff in die körperliche Integrität eines Menschen einer Rechtfertigung. Im Bereich des ärztlichen Heileingriffs erfolgt diese Rechtfertigung normalerweise durch eine konkludente oder ausdrückliche Einwilligung des Patienten nach entsprechender vorausgegangener Aufklärung.

Maßnahmen der Notfallmedizin, etwa zur Beseitigung eines Herz-Kreislauf-Stillstandes, sind aber nicht derart einfach gelagert, daß Notarzt und Hilfspersonal von einer konkludenten Einwilligung des einwilligungsfähigen Notfallpatienten als Rechtfertigung für ihre Maßnahmen ausgehen dürften.

Als Ausgangspunkt für eine Rechtfertigung könnte aber der mutmaßliche Wille des Notfallpatienten oder dessen Interesse in Betracht kommen. Der mutmaßliche Wille des Notfallpatienten mit Herz-Kreislauf-Stillstand wird im Normalfall darauf gerichtet sein, diese Erkrankung überleben zu wollen. Vom mutmaßlichen Willen des Patienten gedeckt sein werden also alle Akutmaßnahmen, seien sie vom Laienhelfer, vom Rettungssanitäter, Rettungsassistenten oder Notarzt vorgenommen, die erforderlich sind, das Leben des Patienten zu retten.

Der Wille des Patienten – auch der mutmaßliche – begrenzt dabei die Behandlungspflicht des Notfallteams. Welche Rolle spielen in diesem Zusammenhang Patientenverfügungen/Patiententestamente sowie Auskünfte von Bezugspersonen? Mit Tendenz steigend legen heute Personen im einwilligungsfähigen Zustand generell oder speziell fest, welche Behandlungsmaßnahmen an ihnen vorgenommen werden sollen oder können, sofern sie einmal außerstande sein sollten, ihren ausdrücklichen Willen äußern zu können. Vielfach wird auch für diesen Fall eine Vertrauensperson zum Vertreter benannt, die die entsprechende Willenserklärung abgeben soll.

Derartige Patientenverfügungen sind in der Bundesrepublik Deutschland rechtsdogmatisch umstritten, weil es in höchstpersönlichen Angelegenheiten, zu denen nun einmal die ärztliche Behandlung zählt, anders als bei Rechtsgeschäften, keine Stellvertretung geben könne. Von den Ärztekammern werden sie gern zu unverbindlichen Patientenäußerungen herabgezoomt, in der Praxis der Notfallmedizin spielen sie – vor allem wegen des Zeitdrucks, unter dem etwa gerade beim Herz-Kreislauf-Stillstand gearbeitet werden muß, soll die Maßnahme Erfolg haben – eine geringe Rolle. Ihr Vorhandensein ist häufig nicht bekannt, zum Suchen bleibt keine Zeit. Anderes mag gelten, sofern der Notarzt den Patienten und seine Krankengeschichte – etwa als Hausarzt – genau kennt und ihm daher auch der mutmaßliche Wille des Patienten bekannt ist.

Gleiches gilt für Auskünfte, die der Arzt von Bezugspersonen erhält. Deren Verbindlichkeit steigt in dem Maß, wie der Behandelnde die Bezugsperson kennt. Oder anders gesagt: je weniger der Arzt die Auskunft und die Person des Auskunftgebenden einzuschätzen vermag, desto unverbindlicher ist die Äußerung. Bei gesetzlichen Vertretern und Betreuern gilt anderes: deren Willensäußerungen sind nach situationsentsprechender Aufklärung für den Arzt verbindlich, sofern sie nicht erkennbar rechtsmißbräuchlich sind.

Zivilrechtliche Haftung

Die Rechtfertigung des Eingriffs in die körperliche Integrität eines Patienten durch den mutmaßlichen Willen des Notfallpatienten wirkt nicht nur strafrechtlich als Rechtfertigung, sondern sie erstreckt sich auch auf die zivilrechtliche Haftung etwa aus unerlaubter Handlung, und sie rechtfertigt auch die *lege artis* durchgeführte Geschäftsführung ohne Auftrag. Eine zivilrechtliche Haftung scheidet beim nach den Regeln der Kunst durchgeführten Notfalleingriff regelmäßig aus. Vertragliche Ersatzansprüche entfallen, weil die unmittelbar vor Ort Handelnden nicht Vertragspartner des Notfallpatienten sein können und vor allem, weil mit dem bewußtlosen Notfallpatienten kein Vertragsschluß möglich war.

Der Suizidant

Während der Bundesgerichtshof (BGH) in Zivilsachen dem Willen des Patienten als Behandlungsgrenze für den Arzt geradezu absoluten Vorrang einräumt, entschied der Bundesgerichtshof in Strafsachen bezüglich des mißlungenen Selbstmordes genau umgekehrt: der im Selbstmordversuch zum Ausdruck gekommene Wille des Notfallpatienten, seinem Leben ein Ende setzen zu wollen, sei unbeachtlich [6]. Es handle sich bei dem Geschehen um einen Unglücksfall, der den Arzt (und den Helfer) zur Hilfeleistung im Rahmen des Erforderlichen und Zumutbaren verpflichtet, weil der Patient es sich im letzten Augenblick anders überlegt haben könnte.

Von dieser harten Linie ist der BGH inzwischen in 3 Entscheidungen behutsam abgerückt (Fall Wittig, Bilanzselbstmord und Kemptener Fall) [7]. Danach soll der mutmaßliche Wille des Patienten für den Arzt beachtlich sein. Allerdings seien an seine Feststellung besonders strenge Anforderungen zu stellen. Fazit: für die Notfallmedizin, die unter Zeitdruck zu arbeiten hat, geben die genannten Entscheidungen keine praktikablen Handlungsanweisungen [8]. Es bleibt – vorerst – jedenfalls bei der Rechtsprechung des BGH in Strafsachen: der Selbstmordversuch ist ein Unglücksfall und löst eine Behandlungspflicht des Arztes und seiner Helfer aus.

Die Notkompetenz

Zuletzt im Zusammenhang mit den Pilotprojekten zur Frühdefibrillation hat die Diskussion um die Notkompetenz des Rettungsassistenten wieder einmal Wellen geschlagen [9–12]. Worum geht es? Mit Hilfe der Defibrillation kann das aus dem Rhythmus geratene Herz wieder in eine normale Funktion versetzt werden. Je früher diese Maßnahme bei einem Kammerflimmern ergriffen wird, desto größer der Erfolg. Dies war ein Grund zu propagieren, daß auch entsprechend befähigte Rettungsassistenten diese Maßnahmen vor dem Eintreffen des Notarztes durchführen sollten. Hierfür wurde die Notkompetenz bemüht, um dieses Tätigwerden des Rettungsassistenten im Bereich der ärztlichen Tätigkeit zu legitimieren. Einigkeit besteht dabei immer noch darüber, daß die Defibrillation eine ärztliche Maßnahme darstellt, einerlei mit welchen Geräten sie durchgeführt wird. Der Arzt kann diese Maßnahme – wie andere ärztliche Maßnahmen auch – an nichtärztliches Personal delegieren, und zwar im Einzelfall oder generell und auf Dauer. Voraussetzung dafür ist allerdings neben einer ausreichenden Befähigung des Personals, an welches delegiert werden soll, auch eine wirksame Kontrolle durch den delegierenden Arzt. Werden Rettungsassistenten – wie bei den Modellversuchen geschehen – gezielt für die Defibrillation ausgebildet und eingesetzt, so bildet die Delegation der Defibrillation im Rettungsdienst den Normalfall. Nur ausnahmsweise kann sie daher noch eine Maßnahme sein, die der Rettungsassistent in Ausübung seiner Notkompetenz ausüben muß, wenn andere Maßnahmen zur Lebensrettung nicht zur Verfügung stehen.

Die Ausübung der Notkompetenz setzt voraus, daß der Rettungsassistent am Notfallort auf sich allein gestellt ist und ärztliche Hilfe nicht erreichbar ist. Diejenige Maßnahme, die er aufgrund eigener diagnostischer und therapeutischer Entscheidung durchführen will, muß zur unmittelbaren Abwendung von Gefahren für das Leben oder die Gesundheit des Notfallpatienten dringend erforderlich sein. Das gleiche kann mit anderen, weniger eingreifenden Maßnahmen nicht erreicht werden. Ferner muß die Hilfeleistung nach den besonderen Umständen des Einzelfalles für den Rettungsassistenten zumutbar sein. Die Ausübung der Notkompetenz richtet sich dabei streng nach dem Grundsatz der Verhältnismäßigkeit.

Zusammenfassung

1. In den letzten 20 Jahren haben sich die gesetzlichen Grundlagen der Notfallmedizin nicht wesentlich verändert. Alle Fragen aus diesem Bereich sind mit den geltenden Rechtsnormen lösbar.
2. Für den Laienhelfer gilt bei einem Herz-Kreislauf-Stillstand, daß er nach der allgemeinen Hilfeleistungspflicht die erforderliche und ihm zumutbare Hilfe leistet. Tut er dies nicht, so kann er sich nach § 323c StGB wegen unterlassener Hilfeleistung strafbar machen.
3. Bleiben die Angehörigen des organisierten Rettungswesens (Notärzte, Rettungsassistenten, Rettungssanitäter, Personal der Leitstelle) untätig, so machen sie sich je nach Erfolg wegen Körperverletzung oder Tötung, begangen durch Unterlassung, strafbar, weil sie durch ihre Stellung eine Garantenpflicht gegenüber dem Notfallpatienten haben.
4. Der tatsächliche Wille des Notfallpatienten ist in der Notfallsituation nicht in Erfahrung zu bringen. Er ist einwilligungsunfähig. Der Notarzt behandelt daher nach dem mutmaßlichen Willen des Patienten und geht davon aus, daß der Patient die Krankheit überleben will. Patientenverfügungen können die Behandlungspflicht des Arztes, also auch des Notarztes, einschränken. Sie müssen dazu aber gefunden werden und auch noch Auskunft zur Behandlung in der aktuellen Situation geben können. Ihre Bedeutung in der Praxis der Notfallmedizin ist daher noch gering. Auch Auskünfte von Bezugspersonen des Notfallpatienten können Anhaltspunkte für den Patientenwillen geben. Sie sind aber mit Vorsicht zu bewerten.

5. Der versuchte – mißlungene – Selbstmord ist für den Notarzt ein Unglücksfall, in welchem ihn eine Behandlungspflicht trifft, so die Rechtsprechung des BGH in Strafsachen.
6. Die Notkompetenz berechtigt den Rettungsassistenten zur Vornahme ärztlicher Maßnahmen nach dem Grundsatz der Verhältnismäßigkeit. Die Defibrillation ist als ärztliche Maßnahme an den Rettungsassistenten delegierbar, wenn er die Maßnahme beherrscht und entsprechend ärztlich überwacht wird. Die Notkompetenz als Ausnahmezustand ist in diesem Fall kein Rechtfertigungsgrund.

Literatur und Anmerkungen

1. Lippert H-D, Weißauer W (1984) Das Rettungswesen. Springer, Berlin Heidelber New York, Rz. 32 ff. m. w. Nachweisen
2. Lippert H-D (1990) Rettungsassistentengesetz. Springer, Berlin Heidelber New York Tokio, m. w. Nachweisen
3. Vgl. hierzu Cramer P, in: Schönke A, Schröder H (1988) StGB, Kommentar, 23. Aufl,. § 323 c m. w. Nachweisen; Lippert H-D, Weißauer W (s. Anm. 1), Rz. 365 ff. m. w. Nachweisen
4. Vgl. Lippert H-D, Weißauer W (s. Anm. 1), Rz. 353 ff. 379 ff.
5. Lippert H-D (1989) Der Wille des Patienten als Behandlungsgrenze in der Notfallmedizin. Notfallmedizin 15: 423–431
6. Vgl. BGHSt 6, 147; vgl. hierzu neuestes BGH, MedR 1995, 13: 72–75
7. BGH 32, 376; BGH, NJW 1988, S. 1532; MedR 1995, 13: 72–75; vgl. auch den Fall Hackethal NJW 1987, S 2940; vgl. auch die Richtlinien der BÄK für die ärztliche Sterbebegleitung von 1993, in: Ratzel R, Lippert H-D (1995) Kommentar zur MBO. Springer, Berlin Heidelber New York Tokio, Anhang S 207
8. Opderbecke HW, Weißauer W (1996) Grenzen der ärztlichen Behandlungspflicht bei irreversibler Bewußtlosigkeit. Anaesthesiol Intensivmed 37: 42–49
9. Vgl. hierzu Lippert H-D (1995) Die Defibrillation – delegierte ärztliche Aufgabe oder eigene Aufgabe des Rettungsassistenten? MedR 13: 235–238
10. Lippert H-D (1994) Frühdefibrillation – der Standpunkt des Juristen. In: alert 2: 70–73
11. Stellungnahme der Bundesärztekammer zur Notkompetenz und Delegation ärztlicher Leistungen im Rettungsdienst. MedR 1993, 11: 42
12. Lippert H-D, Weißauer W (s. Anm. 1), Rz. 351

Kapitel 6

Das Recht auf Selbstbestimmung und die Bedeutung von Patientenverfügungen

R. KIELSTEIN

Für alle kritischen Situationen des Lebens schließt der aufgeklärte und sicherheitsbewußte Bürger heute eine Versicherung ab: Krankenversicherung, Arbeitslosenversicherung, Pflegeversicherung, Rentenversicherung, Haftpflichtversicherung, Unfallversicherung oder Hausratversicherung, obwohl niemand weiß, ob er jemals in die Situation kommt, diese Versicherung in Anspruch zu nehmen. Es ist selbstverständlich, daß man für den „Ernstfall" Vorsorge trifft. Nur für das, was eigentlich hundertprozentig für jeden zutrifft und was jeder eigentlich weiß – daß er eines Tages sterben wird–, für diese Situation „versichert" sich selten jemand und trifft dafür Vorkehrungen, daß er im Falle eigener Handlungsunfähigkeit entsprechend seinen Wünschen und Vorstellungen behandelt wird. Es findet auch kaum ein Arzt den Mut und noch weniger die Zeit und schon gar nicht die Motivation (wenn ich an die Bezahlung eines derartigen Gespräches denke, welches sehr viel Zeitaufwand bedeutet), in einer ernsthaften Situation mit einem gesunden Menschen darüber zu reden, welche Wünsche, Vorstellungen und Präferenzen dieser hinsichtlich des Endes seines Lebens hat, wenn er selber keine Auskunft mehr geben kann. Das würde zunächst voraussetzen, daß man sich als Arzt mit dieser Problematik selbst auseinandergesetzt und eine eigene Einstellung gefunden hat, was überaus beschwerlich ist. Trotzdem denke ich, ist es erforderlich, daß jeder Mensch sich über seine Wünsche klar wird, und wenn er glaubt, seine Vorstellungen über die Behandlung an seinem Lebensende weichen von denen ab, die er aus Erfahrung mit anderen Kranken oder Familienangehörigen gewonnen hat, sollte er sie schriftlich fixieren.

Patiententestamente

Die Probleme mit den sog. Patiententestamenten sehe ich in folgenden Punkten: Zunächst gibt es eine grundsätzliche Spannung zwischen der Forderung nach der Akzeptierung von Betreuungsverfügungen und dem Primat des ärztlichen Paternalismus. Weiterhin gibt es eine Spannung zwischen dem aktuellen Wert- und Wunschbild und den Prioritäten und Wünschen in einer zukünftigen Krankheitssituation, von welcher ein heute noch Gesunder eigentlich keine Vorstellung haben kann. Diese beiden Spannungen sind sachbedingt und werden durch die juristische Formelsprache vieler vorhandener Formulare für vorsorgliche Verfügungen eigentlich nur verdeckt. Juristisch formulierte Verfügungen stellen zudem selbst ein Problem dar, sie benutzen entweder eine juristische Formel- sprache, die nicht in eine konkrete klinische Situation übersetzt werden kann, oder sie geben sehr detaillierte Checklisten zum Ausschluß bestimmter Interventionen an, ohne sich auf eine ganz bestimmte Situation zu beziehen.

Diese Verfügungen sind vom Kliniker oder Hausarzt nur schwer aus der Rechtssprache in die klinische Sprache übersetzbar, weil sie entweder zu generell sind oder weil für eng definierte Szenarien eng beschriebene Interventionsverbote aufgestellt werden. Die generelle Anweisung gibt Einblick in einen allgemeinen Vorwunsch von zumeist rejektionistischem Inhalt, erlaubt aber keine Informationen darüber, welche Gründe hinter diesen rejektionistischem Entscheidungen liegen. Auch nicht über Lebensziele, Werthaltungen, Konzeptionen, Lebensqualität und der Bewertung des Einzelnen von Alter, Schwachsein, Schmerzen und Tod. Die detaillierten, prospektiven Forderungen nach dem Verzicht auf bestimmte Interventionen erweisen sich in einer konkreten Behandlungssituation geradezu als unsinnig, weil selbst ein erfahrener Fachmann sich nicht langfristig prospektiv auf eine bestimmte Intervention festlegen kann. Traditionelle Patiententestamente werden vom Kliniker als eine Einengung erlebt. Die Bürger scheuen davor zurück, sich juristisch festzulegen für eine Situation, die sie nicht kennen.

Einsetzung eines Betreuers

In Verbindung mit der Einsetzung eines Betreuers [1] ist aber selbst eine zu eng oder zu weit gefaßte juristisch formulierte vorsorgliche Verfügung ein Vorteil gegenüber dem völligen Fehlen von Informationen, die auf den mutmaßlichen Willen schließen lassen. Der erfahrene Arzt weiß von Modifikationen der Lebensziele, von den wechselnden Definitionen von Lebensfreude und Lebensqualität unter dem Einfluß von Krankheit, Schmerz, Alter, Tod und der zeitlichen Veränderung von Persönlichkeitsprofil und lebensweltlichen Prioritäten.

Andererseits gibt es für viele Mitbürger bestimmte, ziemlich festgelegte Kriterien für Lebensqualität und den Sinn und das Ziel medizinischer Interventionen und Betreuung. Aber selbst wenn Arzt und Betreuer in einem notwendig werdenden Betreuungsfall den aktuellen Willen des Patienten ausschlaggebend für eine Intervention machen wollen, dürfte die Kenntnis des Vorwunsches und des Persönlichkeitsprofils, also die Kenntnis der langfristigen Wertanamnese, der einzige Schlüssel zur Diagnostizierung des gegenwärtig mutmaßlichen Willens sein, wenn man nicht den mutmaßlichen Willen unberechtigt und unprofessionell aus der Statistik anderer Patienten in vergleichbaren Situationen oder sogar aus der technisch möglichen Leistungskraft der gerade hier und heute zur Verfügung stehenden apparativen Ausstattung der behandelnden Einrichtung ableiten will.

Die meisten Modelle der neueren Patiententestamente stimmen überein in der Konzeption einer Integration von Betreuungsverfügung und Fürsorgevollmacht. Diese Integration erlaubt auch für den Fall stellvertretender Entscheidungen die Fortführung eines Dialoges – nicht mehr zwischen dem Arzt und dem Betreuten, sondern dem Arzt und dem Betreuer – über die Interpretation wertanamnestischer Äußerungen und Verfügungen des Betreuten. Auch die juristischen Formulare für Patiententestamente arbeiten oft mit einer Kombination von Patientenanwalt und Patiententestament. Hier bleibt aber dem Patientenanwalt keine andere Autorität als die verbaler Versicherungen und Kollektionen von früheren Gesprächen mit dem zu Betreuenden zur Ausmessung von dessen mutmaßlichen aktuellen Wünschen.

Das wertanamnestische Modell einer Betreuungsverfügung sagt dem Arzt nicht besserwisserisch, was er in einer bestimmten klinischen Situation machen soll, sondern gibt ihm notwendige und unerläßliche zusätzliche Informationen vom Wertbild seines Patienten, den er im Moment zu behandeln hat und den er meist nicht kennt.

Die Wertanamnese

Methodisch unterscheiden sich die Ansätze der Patientenverfügungen durch Bevorzugung von Listen, Schilderung von Situationen, Narrationen oder einer Verbindung von diesen [2, 3, 5, 6, 9]. Ich möchte nicht auf die Listen eingehen, die zur Verfügung stehen, auch nicht auf die Situationsschilderungen, sondern auf die narrative Form, die Wertanamnese, die ich zusammen im Rahmen eines Forschungsprojektes mit Herrn Prof. Sass, Philosoph an der Ruhr-Universität Bochum, erstellt und an mehreren hundert Patienten, Angehörigen, Mitarbeitern und Studenten ausgetestet habe [7, 8].

Diese Wertanamnese hat 5 Fallgeschichten zum Inhalt, in denen typische klinische Situationen geschildert werden, die eine Entscheidung erzwingen. Die 5 Geschichten beschäftigen sich u. a. mit einem Patienten, einem alten, multimorbiden Mann, bei dem die Indikation zu einer Operation umstritten ist (*Fallgeschichte 1*). Derjenige, der diesen Fragebogen zur Wertanamnese ausfüllt, wird aufgefordert, 3 Fragen, die im Anschluß an diese Geschichte gestellt werden, zu beantworten. Außerdem soll er nach seinen Vorstellungen den Ablauf der Geschichte niederschreiben, den er für sich in einer identischen Situation wünschen würde. Sie werden später sehen, wleche Bedeutung diesen 3 Fragen zukommt.

Die zweite Geschichte behandelt die Problematik einer krebskranken Frau mit infauster Prognose, die man nicht aufgeklärt hat (*Fallgeschichte 2*). Eine weitere Geschichte befaßt sich mit der Situation eines Schlaganfalls (*Fallgeschichte 3*).

Kein anderes Szenarium wie das des Suizids einer 80jährigen Patientin, die der hinzugerufene Hausarzt auf deren Wunsch hin nicht mehr behandelt (*Fallgeschichte 4*), hat so unterschiedliche Stellungnahmen ergeben. Jemand schreibt, man hätte sie doch behandeln sollen. Er registriert oder glaubt, daß dieser Suizid eher ein Hilferuf war und sich die Familie oder die Umgebung aufgefordert fühlen sollte, diesen Hilferuf zu erkennen (*Antwortbeispiel A*). Eine andere Aussage kommt von einer älteren Patientin, die sowohl auf der Seite des Arztes steht als auch die 80jährige Frau verstehen kann und fordert, daß ein entsprechendes Verhalten keine gerichtlichen Konsequenzen für den Arzt haben sollte (*Antwortbeispiel B*). Im 3. Fall lehnt jemand das Verhalten der Patientin und des Arztes ab, weil er glaubt, selber nicht in der Lage zu sein, sich das Leben zu nehmen. Er sagt, zu einem Arzt, der die Bitte der Patientin befolge, zu dem hätte er kein Vertrauen (*Antwortbeispiel C*). Anhand der 3 Aussagen wollte ich Ihnen die Variabilität der Antworten demonstrieren und Ihnen auch zeigen, daß man mit diesem narrativen Verfahren sehr differenzierte Aussagen erhalten kann. Am Ende der 5 Geschichten steht eine Tabelle, die sich mit folgender Frage beschäftigt: Welche Werte sollen für den Befragten bei der Behandlung entscheiden? Diese Bewertung wird differenziert hinsichtlich der aktuellen und einer noch nicht absehbaren zukünftigen Situation (*Anhang B*).

Wenn der Fragebogen beantwortet ist, kann der Arzt, der diesen Bogen auswertet, eine Zusammenfassung vornehmen und die Konsistenz der Antworten überprüfen (*Anhang C*). Man kann durch entsprechende Zuordnung der Aussagen die Einstellung der Befragten zu Interventionen mit marginalem Nutzen oder zur Wahrheit am Krankenbett, zur Palliativbehandlung, zum Recht auf Behandlungsverweigerung usw. aus den Antworten entnehmen und so ein recht informatives Bild von diesen Patienten bekommen.

Der Wunsch zu leben

Ich habe diese Befragung zunächst bei Dialysepatienten durchgeführt und war, da ich viele schon 10 oder 20 Jahre lang kenne, der Meinung, zu wissen, was diese ungefähr antworten würden. Mein Erstaunen war recht groß, die differenzierten Aussagen der Patienten zu sehen. Dabei ist mir eines deutlich geworden: Wenn es gilt, Patientenverfügungen niederzuschreiben, geht eigentlich jeder davon aus, das solle gemacht werden, damit die Behandlung abgebrochen werden kann. Nachdem ich die Bögen meiner Patienten gelesen hatte, war ich von diesem Vorurteil befreit. Denn ausgerechnet diese Patienten, die 3mal in der Woche zur Dialyse kommen und die soviel Einschränkungen in ihrem Leben hinnehmen müssen – unter ihnen Alte, Diabetiker mit amputierten Gliedmaßen, erblindete Patienten – genau diese Patienten waren es, die häufiger als Gesunde gesagt haben, sie möchten so lange wie möglich leben und würden dafür viele Einschränkungen auf sich nehmen. Jahrelang war es eine gängige Praxis, daß bestimmte chirurgische Eingriffe bei Dialysepatienten nicht vorgenommen wurden. Noch vor 5 Jahren fragte mich ein Gynäkologe bezüglich einer Frau mit einem Uteruskarzinom: „Hier brauchen wir doch nur noch palliativ zu behandeln, sie ist doch eine Dialysepatientin und die lebt doch ohnehin nicht mehr lange?". Man sieht, daß die Einstellung zu chronisch Kranken und Schwerkranken stark differiert und daß ausgerechnet diese Patienten bereit sind, viele medizinische Interventionen zu akzeptieren.

Die Bedeutung der Familie

Ein weiteres Ergebnis unserer Untersuchung ist, daß der Interventionsverzicht oder der Wunsch nach Interventionen sehr davon bestimmt wird, ob es eine intakte Familie gibt, ob es Kinder gibt, die sich um diesen Betroffenen kümmern oder ob es einen Ehepartner gibt. Es wird folgende Aussage häufig in den Wertanamnesen gebraucht: „Nur wenn mein Ehepartner noch am Leben und in der Lage ist, nur wenn meine Kinder sich um mich kümmern, dann möchte ich, daß man mich in einer problematischen Situation mit allen zur Verfügung stehenden Mitteln behandelt." Das neue Betreuungsgesetz gibt uns ja einige Möglichkeiten in die Hand, das zu formulieren, und ich verstehe meinen Beitrag als Aufruf, daß man sich als Arzt zunächst selbst damit auseinandersetzt und mit chronisch Kranken darüber spricht, daß sie aufgrund ihrer Störungen, die sie in gesundheitlicher Hinsicht haben, möglicherweise eine Betreuungsverfügung erstellen oder einen

Bevollmächtigten ernennen sollten, damit es nicht solche Situationen gibt, in denen z. B. Patienten mit einer amyotrophen Lateralsklerose im Endstadium durch den herbeigerufenen Notarzt intubiert werden, obwohl vorher mit dem Patienten abgesprochen war, daß das Endstadium dieser Krankheit eingetreten ist. Die Betreuungsverfügungen könnten kurz sein. Eine, die mir gefallen hat, ist die der Evangelisch-lutherischen Kirche in Bayern (Anhang D; [4]). Ich denke, wer sich entschließt, so etwas niederzuschreiben, der hat sich doch einige Gedanken darüber gemacht und hier kann man auch als behandelnder Arzt ein wenig auf den Charakter dieses Patienten schließen und sein geplantes therapeutisches Vorgehen eventuell modifizieren.

Betreuungsvollmacht

Mit dem Beginn der Reanimation ist es eigentlich immer so, daß es zwar theoretisch möglich ist, diese begonnene Maßnahme zu beenden, aber praktisch stellt es sich für mich so dar: Wenn eine Reanimationsmaßnahme bei einem Patienten einmal eingeleitet wurde und dieser sich danach in der Klinik befindet, ist kaum jemand in der Lage – wenn nicht noch etwas äußerst Schwerwiegendes dazukommt – zu sagen, ich stelle die begonnenen Maßnahmen hier ein. Es wurde ein Räderwerk in Gang gesetzt, welches nur schwer wieder zu stoppen ist, selbst wenn es zum Nachteil des Patienten sein sollte. Man kann auch über eine Betreuungsvollmacht mitteilen, was im Falle der eigenen Nichthandlungsfähigkeit passieren soll. Bei einer Betreuungsvollmacht kann ich außerdem noch differenzieren, wer über meine medizinische Behandlung entscheidet, wer über meine Pflege entscheidet oder wer über meine „irdischen Güter" entscheidet. Auf diese Weise gibt es doch sehr variable Möglichkeiten, seine Angelegenheiten zu regeln. Man könnte natürlich, wenn man in seiner Familie eine Krankheit wiederholt erlebt hat (z. B. ein Krebsleiden), eine detaillierte Feststellung treffen, daß man bestimmte Behandlungen nicht möchte, und man kann vielleicht auch den Grund hinzufügen. Ich denke, in einer solchen Form wäre das sehr hilfreich für den Arzt, der entscheiden muß, ob er hier eine medizinische Maßnahme fortsetzt oder vielleicht noch ein andere, aufwendigere hinzufügt.

Literatur

1. Bundesminister für Justiz (Hrsg) (1992) Das neue Betreuungsgesetz. Bundesministerium für Justiz, Bonn
2. Doukas DJ, Mc Cullough LB (1991) The value history. The evaluation of the patients values and advanced directives. J Fam Pract 32: 145–153
3. Emanuel EJ, Emanuel LL (1991) Living wills: Past, present and future. J Clin Ethics 1: 9–193
4. Evangelischer Presseverband (Hrsg) (1994) Evangelisches Gesangbuch für die Evangelisch-Lutherischen Kirchen in Bayern und Thüringen. Claudius, München, 1486
5. Gibson JM (1990) Reflecting on values. Ohio State J 51: 451–471
6. Grundstein-Amato R (1992) Value inquiry: A method of elicting advance health care directives. Humane Med 8: 31–39
7. Kielstein R, Sass HM (1993) Using stories to assess values and establish medical directives. Kennedy Institute of Ethics J 3: 303–325

8. Kielstein R, Sass HM (1993) Materialien zur Erstellung von wertanamnestischen Betreuungsverfügungen. Zentrum für Medizinische Ethik, Bochum (Medizinethische Materialien Nr. 84)
9. Sehgal A, Galbraith A, Chesney M et al. (1991) Interview questionnaire. (Unpublished manuscript)

Anhang A

Fallgeschichte 1

Wer soll jetzt entscheiden und wie?

Herr B. ist 79 Jahre alt und benötigt für alle Verrichtungen des täglichen Lebens die Hilfe anderer. Er kann zunehmend schlechter hören und sehen, er hat keine Interessen mehr und ist häufig geistig verwirrt. Weil er früher starker Raucher war, ist die Durchblutung seiner Beine gestört; er kann nur wenige Meter ohne Schmerzen laufen. Durch eine größere Gefäßoperation könnten die Schmerzen beim Gehen behoben werden, seine Bewegungsfähigkeit verbessert und seine Hilfsbedürftigkeit reduziert werden. Herr B. ist aber nicht in der Lage, sich zu den Vorteilen und Risiken des Eingriffs sinnvoll zu äußern. Seine Kinder halten den geplanten Eingriff für problematisch und neigen dazu, ihrem Vater die Risiken einer Operation zu ersparen, da sie meinen, daß seine Lebensqualität dadurch nur unwesentlich verbessert werden würde. Herr B. selbst hat sich früher, als er noch Situationen klar verstehen und auch in ihnen entscheiden konnte, nie zu problematischen Fragen medizinischer Behandlung geäußert.

1. Wenn Sie einmal in einer vergleichbaren Situation nicht mehr entscheidungsfähig sein sollten, wer sollte stellvertretend für Sie entscheiden: der Arzt, Ihre Kinder, Ihr Partner, oder wer sonst?
2. Wie hätten Sie gewünscht, daß entschieden worden wäre, wenn Sie in der Situation von Herrn B. gewesen wären?
3. Wenn jemand „in gesunden Tagen" erklärt, daß er bestimmte Behandlungen in bestimmten Situationen ablehnen oder vorziehen würde, sollten Ärzte und Familien sich nach Ihrer Meinung daran halten?
4. Versetzen Sie sich in die Geschichte von Herrn B. und schreiben Sie diese Geschichte so um, daß die Behandlung Ihren Wünschen und Vorstellungen entspricht.

Fallgeschichte 2

Diese Krebserkrankung ist nicht heilbar

Vor 5 Jahren wurde Frau M., 46 Jahre alt, wegen einer Krebserkrankung die linke Brust abgenommen; außerdem erhielt sie eine Strahlentherapie. Als plötzlich Rückenschmerzen und eine Gehbehinderung auftreten, werden Tochtergeschwülste in der Wirbelsäule festgestellt. Die behandelnden Ärzte empfehlen eine Chemotherapie zur Linderung der Schmerzen und um die Ausbreitung der Erkrankung zu verhindern oder abzuschwächen. Die Ärzte sagen ihr aber nicht die volle Wahrheit: daß die Chemotherapie zwar ihr Leben verlängern, nicht aber die Krebserkrankung heilen wird. Frau M. stimmt einer Chemotherapie zu, obwohl ihr die Begleiterscheinungen wie Übelkeit, Erbrechen, Leistungsverlust und Haarausfall bekannt sind. Frau M. kann nach einiger Zeit das Bett nicht mehr verlassen, da der Knochenkrebs sich trotz der Behandlung weiter ausbreitet. Sie stirbt nach 6 Monaten im Krankenhaus und nicht, wie Sie gewünscht hätte, zu Hause. Ohne die chemotherapeutische Behandlung wäre sie vermutlich eher verstorben.

1. Würden Sie wünschen, daß die Ärzte Sie über Ihren Zustand voll aufklären, auch darüber, daß eine Heilung nicht mehr möglich ist?
2. Würden Sie wünschen, durch eine intensive Schmerztherapie völlig beschwerdefrei gestellt zu werden, auch wenn dadurch Ihre geistige Wachheit beeinträchtigt wird?
3. Würden Sie intensive medizinische Behandlungen fortsetzen wollen, um ein bestimmtes Ereignis noch zu erleben oder selbst noch etwas zu erledigen? Was wäre Ihnen so wichtig?
4. Versetzen Sie sich in die Geschichte von Frau M. und schreiben Sie diese Geschichte so um, daß die Behandlung Ihren Wünschen und Vorstellungen entspricht.

Fallgeschichte 3

Ein plötzlicher Hirnschaden

Frau D., 55 Jahre alt, bricht im Büro bewußtlos zusammen. Im Krankenhaus wird ein Schlaganfall festgestellt, vermutlich die Folge eines seit Jahren bestehenden und nicht konsequent behandelten Bluthochdrucks. Die ausgedehnte Hirnblutung kann ohne das Risiko zusätzlicher Hirnschädigung nicht operativ beseitigt werden. In diesem Krankheitsstadium ist nicht mit Sicherheit vorauszusagen, welche Dauerschäden zurückbleiben werden. Diese können von einer leichten bis zu einer völligen Lähmung reichen und/oder den Verlust des Sprach-, Wahrnehmungs-, Erkennungs- und Denkvermögens einschließen.

1. Mit welchen Dauerschäden würden Sie weiterleben wollen?
2. Welche Dauerschäden wären für Sie so schwerwiegend, daß Sie mit diesen nicht weiterleben möchten und deshalb die medizinische Versorgung von zusätzlich auftretenden und durchaus behandelbaren Krankheiten wie z. B. Infektionen ablehnen, solange Schmerzen, Durst und Hunger, Angst, Unruhe und Luftnot angemessen behoben werden?
3. Welche Situation wäre für Sie so unerträglich, daß Sie auch nicht mehr künstlich ernährt werden wollen und nur wünschen, daß Schmerzen und Unruhe, Durstgefühl, Angst und Atemnot behandelt werden?
4. Versetzen Sie sich in die Geschichte von Frau D. und schreiben Sie diese Geschichte so um, daß die Behandlung Ihren Wünschen und Vorstellungen entspricht.

Fallgeschichte 4

Den Zeitpunkt des Sterbens wählen?

Frau S., 80 Jahre alt, geistig aktiv und urteilsfähig, ist stark gehbehindert, herzkrank und leidet seit Jahren unter einer schmerzhaften, aber gutartigen Darmerkrankung. Seit sie vor 2 Jahren ihren Mann verlor, hat sie der Lebensmut verlassen. Ihrem Hausarzt hat sie seitdem des öfteren gesagt, daß er sie in Ruhe sterben lassen möge, wenn sie einmal ihrem Leben selbst ein Ende setzen würde. Jetzt ruft die Nachbarin den Arzt an und informiert ihn, daß Frau S. eine Überdosis Schlaftabletten genommen habe. Der Arzt findet sie bewußtlos auf dem Sofa, neben ihr ein Zettel mit dem Hinweis, daß sie keiner Einweisung ins Krankenhaus und auch keinen lebenserhaltenden Maßnahme zustimme, sie wolle sterben. Der Arzt folgt ihren Wünschen.

1. Können Sie sich vorstellen, daß Sie in einer vergleichbaren Situation ähnlich wie Frau S. handeln würden?
2. Würden Sie wünschen, daß Ihnen für einen solchen Fall Ihr Arzt Hinweise auf Medikamente und ihre Dosierung geben würde?
3. Wie beurteilen Sie das Verhalten des Arztes?
4. Versetzten Sie sich in die Geschichte von Fau S. und schreiben Sie diese Geschichte so um, daß die Behandlung Ihren Wünschen und Vorstellungen entspricht.

Antwort A
zu Fallgeschichte 4

1. Können Sie sich vorstellen, daß Sie in einer vergleichbaren Situation ähnlich wie Frau S. handeln würden?
   Ja
2. Würden Sie wünschen, daß Ihnen für einen solchen Fall Ihr Arzt Hinweise auf Medikamente und ihre Dosierung geben würde?
   Ja
3. Wie beurteilen Sie das Verhalten des Arztes?
   Verständlich, aber nicht wünschenswert, da die Umstände und der Wille und der Zweck unklar sind, trotz der „Vorankündigung" des Selbstmord(versuchs).
4. Versetzten Sie sich in die Geschichte von Frau S. und schreiben Sie diese Geschichte so um, daß die Behandlung Ihren Wünschen und Vorstellungen entspricht.
   Frau S. wird erfolgreich behandelt und gerettet. Der Vorfall schreckt ihre Kinder so auf, daß diese plötzlich realisieren, wie wenig sie sich seit dem Tod des Vaters um ihre Mutter gekümmert haben. Vermehrtes Einbeziehen der „Oma" in das Familienleben heben deren Lebensmut. Der Hausarzt ist froh, dies erlebt zu haben (denn fast hätte er sie ja sterben lassen) und nimmt sich nun vor, sich auch vermehrt um die psychische Seite von Erkrankungen zu kümmern und auch Familienangehörige mit in das Behandlungskonzept einzubeziehen.

Antwort B
zu Fallgeschichte 4

1. Können Sie sich vorstellen, daß Sie in einer vergleichbaren Situation ähnlich wie Frau S. handeln würden?
   Ja.
2. Würden Sie wünschen, daß Ihnen für einen solchen Fall Ihr Arzt Hinweise auf Medikamente und ihre Dosierung geben würde?
   Das wäre sehr gut.
3. Wie beurteilen Sie das Verhalten des Arztes?
   Er hat sich großartig verhalten.
4. Haben Sie weitere Gedanken und Hinweise zu diesem Fall?
   Punkt 3 dürfte keine gerichtlichen Folgen für den Arzt haben.

Antwort C
zu Fallgeschichte 4

1. Können Sie sich vorstellen, daß Sie in einer vergleichbaren Situation ähnlich wie Frau S. handeln würden?
   Nein, ich würde mir nie selbst das Leben nehmen.
2. Würden Sie wünschen, daß Ihnen für einen solchen Fall Ihr Arzt Hinweise auf Medikamente und ihre Dosierung geben würde?
   Nein.
4. Wie beurteilen Sie das Verhalten des Arztes?
   Es ist unverantwortlich, er müßte bestraft werden.
5. Versetzten Sie sich in die Geschichte von Frau S. und schreiben Sie diese Geschichte so um, daß die Behandlung Ihren Wünschen und Vorstellungen entspricht.
   Der Arzt hätte zu mir kommen müssen, sofort, und mich retten müssen. Zu einem solchen Arzt hätte ich kein Vertrauen.

Fallgeschichte 5

Ein schwerer Unfall und tiefe Bewußtlosigkeit

Herr W., 26 Jahre alt, überlebt einen Motorradunfall mit schweren Schädel-, Bein- und Beckenbrüchen. Die Milz und die rechte Niere sind abgerissen und müssen operativ entfernt werden; 2 Tage später wird wegen einer schweren Infektion das rechte Bein am Oberschenkel amputiert. Jetzt, nach 4 Monaten, ist Herr W. immer noch bewußtlos. Die statistische Wahrscheinlichkeit, daß er aus diesem Koma wieder aufwacht, ist ziemlich gering. Herr W. wird künstlich ernährt und beatmet.

1. Würden Sie die Fortsetzung von künstlicher Ernährung und Beatmung wünschen, wenn nach einiger Zeit die statistische Wahrscheinlichkeit, daß Sie ihr Bewußtsein je wiedererlangen, geringer als 1:100 ist?
2. Wie begründen Sie Ihre Entscheidung?

3. Vorausgesetzt, Sie erlangen Ihr Bewußtsein wieder, mit welchen Dauerfolgen eines schweren Unfalls könnten Sie sich vorstellen, Sinn und Inhalt in Ihrem Leben zu finden und weiterleben zu wollen, mit welchen nicht?
4. Versetzen Sie sich in die Geschichte von Herrn W. und schreiben Sie die Geschichte so um, daß die Behandlung Ihren Wünschen und Vorstellungen entspricht.

Anhang B

Wertepräferenztabelle –
Welche Werte sollen bei der Behandlung entscheiden?

Die 5 Geschichten machen deutlich, daß es oft einen Konflikt gibt zwischen den technischen Möglichkeiten der modernen Medizin, das Leben zu verlängern, und den Wertvorstellungen des Patienten von Lebenswert und Lebensqualität, auch bei sehr schweren Erkrankungen und in der Nähe des Todes. Trotz guter Absicht ist es für andere sehr belastend und häufig kaum möglich, die für uns und unsere Vorstellungen von Lebensqualität richtigen Entscheidungen zu treffen, wenn wir selbst einmal nicht mehr entscheiden können. Deshalb sollten wir mit anderen über unsere Wertvorstellungen von einem menschenwürdigen Lebensende sprechen und diese für die Betreuungssituation auch schriftlich festhalten.

Wenn Sie wollen, können Sie jetzt auch noch einmal die für Sie wichtigsten Bewertungen von medizinischen Eingriffen bei sehr schweren Unfällen, unheilbaren Krankheiten, hohem Alter und in der Nähe des Todes zusammenfassen. Streichen Sie die von Ihnen gewünschte Bewertung nach der *aktuellen Wertigkeit* (Zahlen 1–5) und nach der *künftigen Verbindlichkeit* für andere im Betreuungsfall (Buchstaben A–E) an. Wägen Sie sorgfältig ab und diskutieren Sie diese Überlegungen mit einem Arzt Ihres Vertrauens.

Wichtigkeit der Bewertung	**Verbindlichkeit** für die Zukunft
1 = sehr wichtig	A = unbedingt verbindlich!
2 = wichtig	B = wichtig
3 = nicht wichtig	C = je nach Situation
4 = kann ich nicht entscheiden	D = kann ich nicht entscheiden
5 = nein	E = nein

Ich möchte so lange wie möglich leben	1, 2, 3, 4, 5 - A, B, C, D, E
a) auch wenn ich für immer bewußtlos bin	1, 2, 3, 4, 5 - A, B, C, D, E
b) auch wenn ich geistig unzurechnungsfähig bin	1, 2, 3, 4, 5 - A, B, C, D, E
c) auch wenn ich unheilbar krank bin	1, 2, 3, 4, 5 - A, B, C, D, E
Ich möchte ohne Schmerzen sein	1, 2, 3, 4, 5 - A, B, C, D, E
Ich bin nicht gern von anderen abhängig	1, 2, 3, 4, 5 - A, B, C, D, E
Ich möchte nicht im Krankenhaus sterben	1, 2, 3, 4, 5 - A, B, C, D, E
Ich wünsche mir ein Sterben ohne Leiden	1, 2, 3, 4, 5 - A, B, C, D, E
Ich möchte nicht einsam und allein sein	1, 2, 3, 4, 5 - A, B, C, D, E
Ich bitte, sich an meinen Wertungen zu orientieren	1, 2, 3, 4, 5 - A, B, C, D, E

Anhang C

Auswertung der Befragung unter Berücksichtigung der Antworten und Werteauswahl des Teilnehmers

Diese Auswertung bezieht Informationen über den Teilnehmer aus den Antworten zu den Fallgeschichten und der Auswahl der Wertepräferenz. Beispiel [F 1.3; W 7] bedeutet Antwort zu Fallgeschichte 1, Frage 3 und Bewertung der 7. Aussage der Wertepräferenz.

Betreuungsverfügung
a) Ist eine Betreuungsverfügung vorhanden? [W 7; F 1.3]
b) Basiert sie auf einer Wertanamnese? [F 1.3, W?]
c) Ist eine Vorsorgevollmacht vorhanden? [F 1.1]
Einstellung zu Interventionen von marginalem Nutzen [F 2; F 3; F 5]
Einstellung zu Totalaufklärung und „Wahrheit am Krankenbett" [F 2.3]
Einstellung zur Palliativbehandlung und deren Nebenwirkungen [F 2.2; W 2]
Einstellung zum Recht auf Behandlungsverweigerung [F 1.3; F 2; F 3; F 4]
Einstellung zu Szenarien von Demenz [F 1; W 1b]
Einstellung zu Szenarien von infauster Prognose [F 2; W 1c]
Einstellung zu Szenarien von Multimorbidität und Defektheilung [F 3; F 5]
Einstellung zu Szenarien von permanentem Koma [W 1a]
Einstellung zu Suizid [F 3; F 4.1] und Strafbarkeit des Arztes [F 4.2; F 4.3]
Bedeutung von Familie und häuslicher Umgebung [F 2; F 4; W 3; W 4; W 6]
Hinweise zur Sterbebegleitung [W 1a-c; W 2; W 4; W 5; W 6]

Anhang D

Betreuungsverfügung der Evangelisch-lutherischen Kirche in Bayern [4]

Krankheit und Heilung

Eine christliche Patientenverfügung
Ich glaube, daß meine Zeit in Gottes Händen steht. Solange eine realistische Aussicht auf Erhaltung eines erträglichen Lebens besteht, erwarte ich ärztlichen und pflegerischen Beistand unter Ausschöpfung aller angemessenen Möglichkeiten.

Auf jeden Fall erwarte ich ausreichende Schmerzbehandlung. Nach Möglichkeit möchte ich in meiner vertrauten Umgebung bleiben können.

Für den Fall, daß ich durch Krankheit, Unfall oder sonstige Umstände zur Bildung oder Äußerung meines Willens nicht mehr in der Lage bin, erkläre ich hiermit:

Ich lehne aktive Sterbehilfe ab, aber ich will auch nicht, daß mein Leben um jeden Preis verlängert wird.

Deshalb bitte ich, vom Einsatz lebensverlängernder Maßnahmen abzusehen, die mich nur daran hindern, in Ruhe zu sterben.

Ich bitte in dieser Situation um christlichen Beistand.

Sollte die gerichtliche Bestellung eines Betreuers oder einer Betreuerin als gesetzlicher Vertreter notwendig werden, so bitte ich darum,[Name] mit dieser Aufgabe zu betrauen.

Auch vor einer gerichtlichen Bestellung sind meine behandelnden Ärzte ihm/ihr gegenüber von der Schweigepflicht entbunden und gebeten, die erforderlichen Maßnahmen mit ihm/ihr an meiner Stelle abzusprechen.

Kapitel 7

Zur Frage der ethischen Legitimation von Handeln und Unterlassen angesichts des Todes

J.P. BECKMANN

Philosophen, so ist gesagt worden, stellen Fragen, geben aber keine Antworten. Ich möchte dies korrigieren, indem ich präzisiere: Philosophen stellen Fragen, auf die sie keine solchen Antworten geben noch geben wollen, die den Eindruck erwecken könnten, als seien dieselben so etwas wie ein allgemeines Rezept, nach dem man in jedem Einzelfall verfahren könnte. Philosophen können gleichsam nur offene Antworten geben, d. h. solche, die der menschlichen Vernunft einleuchten, deren Geltung aber in jedem Einzelfall erneut überprüft werden muß und nicht im vorhinein festgelegt werden kann.

Notfallmedizin als ein Handeln oder Unterlassen unter Risiko

Ich verstehe das Thema so, daß ein Handeln oder Unterlassen im Notfall ein Handeln oder Unterlassen *unter Risiko* ist. Dieses Risiko – und das ist nun speziell für die Philosophie entscheidend – steht unter Rationalitäts- und Ausweisbarkeitsbedingungen, mithin unter Verallgemeinerungsansprüchen. Wie dieselben jedoch im konkreten Einzelfall eingelöst werden, kann nicht im vorhinein von der Philosophie festgelegt werden. So sehe ich denn auch meinen bescheidenen Beitrag darin, nicht Rezepte zu geben, wohl aber Rationalitätsstrukturen und Begründungsansprüche deutlich zu machen, welche im Hinblick auf das Notfallhandeln generell bedacht sein wollen, damit eine im Einzelfall adäquate Antwort überhaupt möglich ist.

Nun ist aus ethischer Sicht präklinische Notfallbehandlung immer dann geboten, wenn der Patient dies wünscht bzw. angenommen werden kann, daß er dies wünschen würde, und wenn die Aussicht auf die Möglichkeit einer Wiederherstellung eines für ihn akzeptablen Lebenszustandes nicht offensichtlich unbegründet ist. Andererseits gilt aus ethischer Sicht, daß die Unterlassung bzw. der Abbruch von Notfallmaßnahmen immer dann geboten sind, wenn am Notfallort erste Anzeichen des Todes (wie Totenstarre oder Totenflecke) zweifelsfrei feststellbar sind. Doch wie steht es in ethischer Hinsicht mit der Grauzone, den Fällen also, in denen Anzeichen des Todes noch nicht vorliegen, andererseits Aussichten auf Rettung kaum wahrscheinlich sind? Ist das Prinzip *„in dubio pro CPR"* (*„cardiopulmonary resuscitation"*) ethisch auch dann zu rechtfertigen, wenn man bedenkt, daß der kleinen Zahl der aus fast aussichtsloser Situation Geretteten eine nicht geringe Zahl von Fällen gegenübersteht, in welchen die präklinische Notfallbehandlung infolge der Schwere lebensbedrohlicher Verletzungen oder Erkrankungen trotz aller Bemühungen nichts anderes als eine Verschiebung des Todeszeitpunktes – und dies oft unter großen Schmerzen und Leid für den Patienten, aber auch für seine Angehörigen – erreichen kann?

1. Zunächst einige Worte zur Ethik, was sie kann und was sie nicht kann. In einem 2. Schritt werden die für das Thema entscheidenden ethischen Prinzipien und Normen in ihrem inneren Zusammenhang vorgestellt. In einem 3. und abschließenden Schritt soll dann eine Antwort skizziert werden, die nicht Rezept, sondern nur ein Denkanstoß sein kann.

1. Ethik als philosophische Disziplin

Ethik als philosophische Disziplin ist nicht zu verwechseln mit praktizierter Moral (Beckmann 1996). *Moral* ist die Gesamtheit der in einer gegebenen Gruppe, Gesellschaft und *a fortiori* der Menschheit insgesamt beachteten Regeln. Diese Regeln unterliegen naturgemäß geschichtlichen und gesellschaftlichen Bedingungen und damit auch Veränderungen. *Ethik* auf der anderen Seite ist diejenige philosophische Disziplin, welche sich mit den Prinzipien, Normen und Strukturen von „Moralkonzepten" beschäftigt, dieselben analysiert und auf ihre Begründungsfunktion hin untersucht. Unnötig zu sagen, daß ein Fachmann für Ethik u. U. ein moralisch durchaus defizitäres Leben führen kann, wie umgekehrt Ärzte und Helfer moralisch korrekt handeln können, ohne Fachleute für Ethik sein zu müssen. Nur – es ist eines, auf der Basis von Erfahrung und Intuition moralisch richtig zu handeln, und es ist ein anderes, die Prinzipien und Gründe zu reflektieren, warum ein solches Handeln ethisch unbedenklich ist.

Normreflexion und ethische Kompetenz

Ohne Zweifel lernt der angehende Arzt vom Tage seiner ersten Begegnung mit Patienten an, daß sein Tun nicht nur eine Wissensbasis, sondern auch ein Normfundament besitzt. Auch steht außer Zweifel, daß ein entsprechender moralischer Habitus durch Nachahmung und Übung erfolgreich erworben und weiterentwickelt werden kann. Dennoch bleibt der Unterschied zwischen Moral, die man besitzen, und Ethik, die man kennen muß, bestehen. Dies liegt nicht nur an der Differenz zwischen Intuition und Kognition, zwischen Habitus und Reflexion, zwischen Erfahrung und Theorie. Entscheidend ist v. a., daß einzig die Fähigkeit zu wissenschaftlich abgesicherter Normreflexion in den Stand versetzt, moralisches Handeln im Einzelfall zu begründen und auch neue medizinische Handlungsmöglichkeiten mit der entsprechenden ethischen Kompetenz zu handhaben. Beides ist bei einem rein intuitiven Umgang mit Moral kaum möglich. Begründungen nämlich müssen intersubjektiv überprüfbar sein und damit ein hinreichendes Maß an Verallgemeinerbarkeit besitzen. Dies erfordert eine über die moralische Praxis hinausgehende Reflexion über Moral, wie sie die Ethik als philosophische Disziplin vornimmt.

Ähnlich steht es bezüglich des Umgangs mit den sich rasant entwickelnden Möglichkeiten beispielsweise der Intensivmedizin: Diesbezüglich läßt sich adäquates moralisches Verhalten nicht einfach aus der früheren Praxis heraus extrapolieren. Hierzu bedarf es vielmehr einer eigenen ethischen Kompetenz, welche die Bedingungen moralisch korrekten Handelns kennt und die in den einzelnen Moralen geltenden Normen und Prinzipien, welche als oberste Gründe für die Beurteilung desjenigen fungieren, was moralisch unbedenklich, verbindlich oder verboten ist, ständig neu überprüft.

Die Grenzen der Ethik

Dem bisher Skizzierten lassen sich Aufgabe, aber auch Grenzen der Ethik entnehmen: Die Aufgabe der Ethik besteht in der Identifikation, der Prüfung und der kritischen Analyse moralischer Normen, welche im Hinblick auf ein bestimmtes Problemgebiet im Begründungsdiskurs von Handeln und Unterlassen in Anspruch genommen werden. Die Grenzen der Ethik sind genau dort erreicht, wo es um die Entscheidung im Einzelfall geht. Erst wenn eine Einzelfallentscheidung wieder rückgebunden wird an die für die Begründung des Handelns oder Unterlassens herangezogenen Normen, ist Ethik erneut im Spiel. Im Hinblick auf die eingangs genannte Problemstellung der Notfallmedizin als eines Handelns bzw. Unterlassens unter Risiko ergibt sich aus dem bisher Gesagten, daß unter ethischen Gesichtspunkten zu prüfen ist, mit welcher Begründung auch in solchen Fällen die gesamten Möglichkeiten präklinischer Intensivmedizin zum Einsatz gebracht werden dürfen oder gar müssen, bei denen angesichts der Schwere des Unfalls oder der lebensbedrohlichen Erkrankung des Patienten nach ärztlichem Wissen kaum Aussicht auf Lebensrettung besteht. Es geht um eine dreifache Aufgabe: Es muß 1) festgestellt werden, welche ethischen Prinzipien diesbezüglich einschlägig sind: es muß 2) geklärt werden, ob und wenn ja welche Normenkonflikte auftreten, und es muß schließlich 3) nach einer Begründung gesucht werden, welche die Lösung solcher Normenkonflikte ethisch unbedenklich macht.

2. Ethische Normen in der Notfallmedizin

Das übergeordnete Prinzip der Patientenautonomie

Nach diesen wenigen Worten über Moral als Praxis und Ethik als Wissenschaft nun zu der Frage, welche ethischen Normen beim Handeln und Unterlassen in der Notfallmedizin im Spiel sind. Da sind, wie in allem ärztlichen Tun und Lassen, zunächst die Prinzipien des Patientenwohls, des *bonum facere*, und der Schadensabwendung, des *nil nocere*. Hier ist im Hinblick auf die Notfallmedizin eine erste Differenzierung am Platz: Das Prinzip des *bonum facere* kann hier nicht wie sonst allgemein in der Medizin mit dem Heilungsprinzip so ohne weiteres verbunden werden, da sich angesichts der Schwere vieler Notfälle eine Heilung im Sinn einer *restitutio ad integrum* häufig kaum herbeiführen läßt. Wie auch immer: Die Prinzipien des Patientenwohls und der Schadensabwendung sind auch in der Notfallmedizin keineswegs Höchstprinzipien, sie hängen vielmehr von dem ihnen übergeordneten Prinzip der Patientenautonomie ab. Das Patientenwohl orientiert sich nicht an der Vorstellung des Arztes oder der Gesellschaft, sondern einzig am Interesse des Patienten; die Erlaubnis zur Schadensabwendung oder zum Heilungsversuch kann einzig der Patient aufgrund seiner autonomen Entscheidung geben.

Nun ist gerade im Notfall die Entscheidungsfähigkeit des Patienten in der Regel stark eingeschränkt, wenn nicht infolge von Bewußtlosigkeit nicht aktualisierbar. Ist ein solcher Patient etwa nicht mehr autonom? Daß dem nicht so ist, wird unmittelbar deutlich, wenn man sich das Prinzip der Autonomie näher ansieht. Dieses Prinzip benennt sowohl einen Status des Menschen, nämlich seine absolute Unverfügbarkeit durch Dritte, als auch eine Norm, nämlich die der Selbstbestimmung. Die Begründung hierfür hat am deutlichsten Kant herausgestellt, wenn er sagt, daß der Mensch im Unterschied zu den Dingen nicht einem ihm fremden Zweck unterworfen werden kann. Der Mensch ist selbst Zweck, Zweck an ihm selbst. Nur der Mensch selbst kann bestimmen, was mit ihm geschehen soll. Dieses Recht auf Selbstbestimmung impliziert freilich auch Pflichten gegenüber sich selbst und gegenüber anderen. Diese so verstandene Autonomie kann also *per definitionem* nicht etwas sein, was der Mensch, solange er lebt, temporär oder gar endgültig verlieren könnte. Autonomie gehört zu ihm wie seine Würde, ja jene ist eine Manifestation dieser. Damit ist und bleibt auch das bewußtlose Notfallopfer autonom, auch wenn es seine mit der Autonomie verbundenen Rechte und Pflichten nicht artikulieren kann. Durch Bewußtlosigkeit eingeschränkt ist nicht die *essentielle* Seite der menschlichen Autonomie, sondern lediglich die *funktionale*.

Die Begründung ärztlichen Handelns

Es ergibt sich also die folgende Normenhierarchie: An oberster Stelle steht die Autonomie des Individuums, welche – wohlverstanden – nicht nur ein Recht des Individuums auf Selbstbestimmung und auf Unverfügbarkeit durch Dritte darstellt, sondern auch die Pflicht der Beachtung der Autonomie der anderen impliziert. Dem Prinzip der Autonomie untergeordnet ist die Norm der Beachtung des Patienteninteresses durch den Arzt, und dieses wiederum legitimiert die Befolgung der ärztlichen Normen der Schadensabwendung und der Heilungsverpflichtung. Diese Hierarchisierung hat nicht unerhebliche Konsequenzen für die *Begründung* ärztlichen Handelns: Nicht weil der Arzt über weitreichende notfall- und intensivmedizinische Möglichkeiten verfügt, muß er den Patienten behandeln; sondern deswegen, weil dies die Normen der Lebenserhaltung und des Patientenwohls erfordern und man im Falle seiner Bewußtlosigkeit unterstellen muß, daß der Patient dies aufgrund seiner Autonomie auch ausdrücklich wünscht. Damit ist ärztliches Handeln – und dies gilt auch und insbesondere in der präklinischen Notfallmedizin – nicht schon dadurch ethisch legitimiert, daß man heute über weitreichende intensivmedizinische Möglichkeiten verfügt. Würde man so argumentieren, dann würde man die präklinischen medizinischen Rettungsmöglichkeiten zu einer Art Selbstzweck machen, mit der Folge, daß nicht die Autonomie und das Wohl des Patienten, sondern die technischen Möglichkeiten der Unfall- und Intensivmedizin im Vordergrund stünden.

Schwieriger liegen die Dinge im Hinblick auf die Begründung des Prinzips „*in dubio pro CPR*", im Zweifel zugunsten präklinischer Rettungsmaßnahmen, auch wenn die Überlebenschancen des Patienten außerordentlich zweifelhaft erscheinen. Die Beachtung dieser Maxime wird ja nicht dadurch begründet, daß die Notfallmedizin vieles kann, sondern damit, daß es im Interesse des Patienten liegt, daß alles Mögliche solange getan wird, wie Aussichten auf Erfolg nicht ausgeschlossen erscheinen. Die Anwendung dieses Prinzips wird allenfalls durch dasjenige der Angemessenheit zwischen den eingesetzten Mitteln und den noch erreichbaren Möglichkeiten modifiziert. Wiederum muß hier gesagt werden, daß die Frage der ethischen Angemessenheit von Tun und Lassen im Notfall nicht nur abhängig von der medizinischen Prognose ist, sondern auch und zuallererst vom Willen des Patienten. Ist dieser Wille vom Patienten notfallbedingt nicht zu erfahren, seine Aussicht auf Rettung aber nicht unzweifelhaft, so greifen die ethischen Prinzipien der Schadensabwendung und des Patientenwohls. Auch hier freilich lautet die Begründung nicht, es würden Rettungsmaßnahmen eingeleitet, weil der Arzt dazu technisch in der Lage ist, sondern deswegen, weil es im mutmaßlichen Interesse des Patienten ist, daß alles zu seiner Rettung Erforderliche getan wird.

Die Begründung des Behandlungsverzichts

Die Schwierigkeiten erreichen ihren Höhepunkt dann, wenn der Notfallpatient sich in einem Zustand befindet, der nach bestem medizinischen Wissen und auch vor dem Hintergrund der Erfahrung des Notfallteams im Falle von Notfallmaßnahmen zu einer reinen Verlängerung des letztendlich nicht aufhaltbaren Sterbens führt. Hier kann nicht, zumindest nicht ohne weiteres, unterstellt werden, daß es objektiv im Sinne des Patienten ist, noch daß es sein Wille ist, daß Sofortmaßnahmen getroffen werden, welche anschließend in der klinischen Behandlung entweder wegen Aussichtslosigkeit abgebrochen werden oder aber den Prozeß des Sterbens um Stunden, Tage oder gar Wochen ohne jede Aussicht auf Lebensrettung verlängern.

Hinsichtlich der Beurteilung der ethischen Qualität dieser Situation ist es wiederum entscheidend, ob die Begründung lautet: Es wird nicht weiter gehandelt, weil alles medizinische Handeln aussichtslos ist, oder ob die Begründung lautet: Es wird nicht weiter gehandelt, weil es nicht im Interesse des Patienten oder Unfallopfers liegt, daß der unaufhaltsame Tod hinausgezögert wird. Die erstgenannte Begründung ist rein medizinischer Natur, die letztgenannte hingegen rekurriert auf eine allgemeine Norm, den Sinn nämlich der Erhaltung des menschlichen Lebens.

Der Sinn der menschlichen Lebenserhaltung besteht neben der je eigenen, vom Individuum entschiedenen Ausgestaltung v. a. darin, dieselbe so lange zu stützen, wie es der Betreffende aufgrund seiner Autonomie wünscht und wie objektive Aussichten dafür bestehen. Entfallen beide Bedingungen, so kann vom Vorliegen der notwendigen Voraussetzungen eines Sinnes nicht mehr gesprochen werden. Dabei ist freilich zu beachten, daß nicht schon medizinische Aussichtslosigkeit das Unterlassen von Notfallmaßnahmen als ethisch unbedenklich erscheinen läßt; dies ist erst dann der Fall, wenn entweder der Patient dies aufgrund seiner Autonomie fordert oder wenn zweifelsfrei angenommen werden kann, daß der Patient, wäre er ansprechbar, eine solche Forderung erheben würde.

Die Bedeutung der Menschenwürde

Zu Recht sagen die „Richtlinien für die Wiederbelebung und Notfallversorgung"
der Bundesärztekammer (1991), daß „eine erfolgreiche kardiopulmonale Wiederbelebung im nachhinein sogar ethisch zweifelhaft (erscheint), wenn die in der
Klinik erhobenen Befunde schwerste und irreversible neurologische Defizite zeigen." Richtig ist auch, daß es „nicht Ziel der kardiopulmonalen Reanimation (sein
kann), unheilbar Kranke im Finalstadium oder kranke und gebrechliche Greise
dem erlösenden Tod auf Dauer zu entreißen." Unter ethischen Gesichtspunkten
entscheidend ist hier die Beachtung des Umstandes, daß zum Verständnis des
Lebenserhaltungssinns des Menschen auch die Beachtung seines Rechts auf ein
Sterben in Würde gehört.

Eine reine Verlängerung des Sterbeprozesses bei infauster Prognose widerspricht der Würde des Menschen. Diese besteht darin, daß er einen absoluten Wert
besitzt, der durch nichts und niemanden infrage gestellt werden kann. Des Menschen Würde besteht in seiner Selbstzweckhaftigkeit, der Tatsache also, daß er
keinem fremden Zweck (anderen Menschen, der Gesellschaft, finanziellen Ressourcen o. ä.) untergeordnet werden kann. Die Würde des Menschen ist nicht
Produkt ihrer Achtung. Der Mensch hat nicht erst dann und nur dann Würde,
wenn er respektiert wird, sondern er muß respektiert werden, weil er Würde
besitzt. Jedwede „Verzweckung" des Menschen ist gegen seine Würde. Das will-
kürliche Aufhalten eines irreversiblen Sterbeprozesses ordnet den Menschen unter einen ihm fremden Zweck unter; es ist daher gegen seine Würde.

Doch wie ist unter ethischen Gesichtspunkten mit dem Umstand umzugehen,
daß die Entscheidung, ob es sich um einen ganz und gar aussichtslosen Fall
handelt, vom Notfallteam nicht nur unter extremem Zeitdruck zu treffen ist,
sondern auch ein Wissen und eine Kenntnis des Zustands des Notfallpatienten
voraussetzt, welche präklinisch häufig gar nicht zu erhalten sind? Es scheint ver-
nünftig, daß sich der Arzt „bei nicht eindeutiger Situation zunächst immer für den
Beginn der Reanimationsmaßnahmen" entscheidet (Bundesärztekammer 1991).

Nun ist die „Eindeutigkeit" einer Situation nicht nur abhängig von faktischen
Gegebenheiten, sondern darüber hinaus auch von der Einschätzung derselben
durch das Rettungsteam. Tatsächlich eindeutig ist nur derjenige Notfall, dem
objektivierbare medizinische Daten *und* eine entsprechende intersubjektiv über-
prüfbare Beurteilung derselben zugrunde liegen. Erst dann, wenn beides zugleich
gegeben ist, d. h. wenn die tödliche Bedrohung des Unfallopfers bzw. des Schwerst-
erkrankten zweifelsfrei unabwendbar ist und wenn die Begründung der Beurteilung dieser Unabwendbarkeit durch das Rettungsteam unwiderleglich erscheint,
ist die Nichtaufnahme einer Reanimation bzw. deren Abbruch ethisch unbedenklich.

Anders sieht die Situation aus, wenn der Zustand des Notfallpatienten zwar
medizinisch objektiv aussichtslos erscheint, das Rettungsteam aber letzte Zweifel
daran nicht ausschließen kann. In einem solchen Fall erscheint die Nichtaufnahme
bzw. der Abbruch einer Reanimation ethisch bedenklich. Der Grund hierfür ist
freilich nicht der, daß der Mensch grundsätzlich ein des Irrtums fähiges Wesen ist
– eine solche Begründung würde jeden noch so aussichtslosen Notfall aus ethischer
Sicht reanimationspflichtig machen; vielmehr ist es *das faktische Begründungsde-*

fizit, welches die Situation uneindeutig macht, so daß in der Konsequenz Rettungspflicht besteht.

Halten wir als vorläufiges Zwischenergebnis fest:

Es wird mit Ausnahme eindeutig aussichtsloser Fälle, solcher also, in denen sich erste Todeszeichen eingestellt haben, aus ethischer Sicht präklinisch nahezu immer Reanimation geboten sein. Man muß freilich bei der Begründung hierfür genau unterscheiden zwischen „Es wird reanimiert, weil hierzu die technischen Möglichkeiten gegeben sind" und „Es wird reanimiert, weil dies im mutmaßlichen Interesse des Patienten ist." Die erstgenannte Begründungsweise ist unter ethischen Gesichtspunkten defizitär, weil sie das Prinzip der Machbarkeit vor das Prinzip des Patienteninteresses zu schieben droht. Machbarkeit ist kein ethisches Prinzip; es ist vielmehr eine der technischen Bedingungen, unter denen Handlungsmöglichkeiten und Entscheidungsalternativen entstehen, die ihrerseits eine ethische Qualität besitzen können.

Ich bin mir darüber im klaren, daß ich mich angesichts dieser Position mit dem Problem auseinandersetzen muß, wie zu verantworten ist, daß eine nicht geringe Zahl von in letzter Minute Reanimierten in einen medizinisch irreversiblen Zustand entlassen wird, der ein menschliches, personales Dasein unmöglich erscheinen läßt und von dem durch Befragungen bekannt ist, daß die ganz große Mehrheit von uns einen solchen Status für sich selbst nicht wünschen würde. Doch kann man das, was weder man selbst noch die Mehrheit der Bevölkerung wünscht, im konkreten Einzelfall zum Maßstab einer so folgenreichen Entscheidung wie der Unterlassung von Reanimation bzw. des Abbruches derselben machen?

Aus utilitaristischer Sicht wird argumentiert, dies sei deswegen möglich, weil es darum gehe, eine möglichst günstige Proportion zwischen einem Maximum an Glück unter Inkaufnahme eines Minimums an Schaden herzustellen. Dem utilitaristischen Prinzip zufolge führt die Tatsache, daß nur ein relativ geringer Prozentsatz Schwerstverunfallter mit gravierenden neurologischen Verletzungen nach präklinischer Notfallrettung letztendlich doch noch dem Tode entgeht, während für die weitaus größere Zahl nur eine Verlängerung des Sterbens erreicht wird, zur Überzeugung, daß die notfallmäßige präklinische Behandlung fast aussichtsloser Fälle ethisch nicht angezeigt erscheint.

Mir selbst scheint dieser utilitaristische Ansatz nicht tragfähig, und zwar deswegen nicht, weil ein einzelnes menschliches Leben prinzipiell nicht gegen ein noch so großes Leid anderer aufgerechnet werden kann, denn dies hieße, ein Menschenleben einem ihm fremden Zweck unterordnen.

Anders sieht die Situation aus der Perspektive der Pflichtenethik aus: Hier steht die Pflicht, auch bei einem hohen Maß an Aussichtslosigkeit dennoch präklinisch aktiv zu werden, über der Pflicht, Schaden zu vermeiden. Zu einem ähnlichen Ergebnis, wenn auch mit anderer Begründung, gelangt die teleologische Ethik, deren Zielvorstellung, die Erreichung des für den Menschen Guten, die Rettung auch aussichtslos erscheinender Notfälle vorschreibt.

3. Die ethische Verpflichtung zur Willenserklärung

Doch wenn man den utilitaristischen Ansatz in dieser Frage, wie ich es tue, ablehnt und statt dessen einen pflichtenethischen oder einen teleologischen Ansatz vorschlägt, so bleibt doch die damit vorgenommene Hinnahme einer nicht geringen Zahl von präklinisch reanimierten Patienten, welche anschließend doch nur eine Verlängerung ihres Sterbens erfahren bzw. in einen Zustand entlassen werden, der der überwiegenden Mehrheit der Bevölkerung nicht als wünschenswert erscheint, ein gravierendes Problem.

Ich selbst sehe einen gewissen Lösungsansatz in der folgenden Überlegung: Mein Ausgangspunkt ist die Annahme, daß eine angemessene ethische Analyse präklinischer Notfallmedizin nicht nur die tatsächlichen Notfälle berücksichtigen muß, sondern auch die potentiellen. Potentiell aber ist jeder Mensch ein Notfall, sei es, daß er in einen schweren Unfall verwickelt wird, sei es, daß in ihm plötzlich eine lebensbedrohliche Krankheit ausbricht, sei es, daß er in höherem Alter infolge der dann besonders akuten Multimorbidität in eine Notfallsituation gerät. Zur potentiellen Betroffenheit eines jeden Einzelnen kommt hinzu, daß die Information und Kenntnis über die hochentwickelten Möglichkeiten der Intensiv- und Notfallmedizin heute jedermann zugänglich sind.

Bedenkt man nun, welch hohen ethischen Rang die Autonomie des Menschen besitzt, bedenkt man des weiteren, daß es letztlich nur das Individuum selbst ist, das festlegen kann, wie mit ihm im Augenblick einer lebensbedrohenden Situation mit nahezu aussichtsloser Rettungsmöglichkeit verfahren werden soll, so wird man nicht umhin können, von erwachsenen, in ihrer Entscheidungsfähigkeit nicht beeinträchtigten Personen zu fordern, daß sie ihre Einstellung pro oder contra lebensrettende Maßnahmen im mutmaßlich aussichtslosen Fall in geeigneter Form dokumentieren. Es ist dies nicht nur eine ethische Pflicht des Einzelnen gegen sich selbst, es ist darüber hinaus auch eine Pflicht gegenüber der Gesellschaft als ganzer sowie gegenüber Ärzten und Rettungssanitätern im Besonderen.

Wer als erwachsener Mensch fest davon überzeugt ist, daß er in einem lebensbedrohlichen Notfall mit nahezu aussichtsloser Prognose nicht reanimiert zu werden wünscht, diesen Willen aber nicht zuvor eindeutig dokumentiert, läuft Gefahr, Dritte – Ärzte, Notfallhelfer und *a fortiori* die Gesellschaft als ganze – in schwere, aber vermeidbare ethische Konflikte zu verwickeln – ein unter ethischen Gesichtspunkten bedenklicher Sachverhalt.

Die Unterscheidung zwischen Handeln und Unterlassen ist ethisch nicht immer relevant

Das bisher Dargelegte hat gewichtige Konsequenzen im Hinblick auf die Unterscheidung zwischen Handeln und Unterlassen. Aus ethischer Sicht ist weder die alltagssprachliche Asymmetrie zwischen Handeln und Unterlassen noch die juristische Privilegierung des letzteren einschlägig. So sehr auch im Alltag das Unterlassen als ein Nichthandeln angesehen werden mag, so wenig kann dies in der präklinischen Notfallmedizin gelten: Hier stehen Handlungen wie die kardiopulmonale Reanimation ethisch gesehen unter demselben normativen Anspruch wie das Unterlassen, weil Handeln und Unterlassen in diesem Zusammenhang diesel-

ben Merkmale besitzen (Birnbacher 1995). Es sind dies die Merkmale der *Intentionalität*, der *Teleologie* und der *Konsequentialität*. Ersteres betrifft eine Qualität des handelnden bzw. unterlassenden Subjekts, das Zweite die objektive Zielsetzung des Handelns bzw. Unterlassens und das Dritte die Folgen beider.
Hierzu im einzelnen:

Bei aller Unterschiedlichkeit von Handeln und Unterlassen kann vom einen wie vom anderen nur dann gesprochen werden, wenn es ein Subjekt gibt, welches *willentlich* und *absichtlich* handelt bzw. etwas unterläßt. Von einem absichtslosen Handeln zu sprechen wäre ebenso eine *contradictio in adiecto* wie von einem absichtslosen Unterlassen zu reden. Man kann unwillkürlich auf etwas reagieren, man kann etwas vergessen; in keinem dieser Fälle aber wird man dies ein Handeln oder ein Unterlassen nennen können. Sodann unterliegt jedem Handeln und jedem Unterlassen auf der Seite des Subjekts nicht nur eine Absicht, sondern es ist auch stets ein Handlungs- bzw. ein Unterlassungsziel gegeben.

Man kann nicht etwas absichtlich tun oder nicht tun, ohne damit zugleich ein bestimmtes Ziel zu verfolgen. Absicht und Ziel, *intentio* und *telos,* sind voneinander schon deswegen zu unterscheiden, weil das Gegebensein des Ersteren nicht notwendig auch die Erreichung des Letzteren impliziert. Das Notfallteam hat die Absicht, den Patienten zu reanimieren, und es hat das Ziel, ihn zu retten, oder aber es hat die Absicht, eine Reanimation zu unterlassen oder sie abzubrechen, weil das Ziel, die Rettung, nicht realisierbar erscheint.

Von Absicht und Zielsetzung wiederum zu unterscheiden ist das Dritte, die Konsequenz. Absicht und Ziel unterscheiden sich gemeinsam von den Konsequenzen einer Handlung oder einer Unterlassung v. a. dadurch, daß die beiden ersten von den handelnden Subjekten in freier Entscheidung gesetzt werden, während die Konsequenzen sich einer solchen Setzung entziehen können.

So sehr sich Handeln und Unterlassen in ihrer *beschreibbaren* Phänomenalität unterscheiden mögen, so wenig sind sie in ihrer normativen Struktur voneinander unterschieden. Mit einem Wort: Die Unterscheidung zwischen Handeln und Unterlassen ist, so begründet sie phänomenal auch sein mag, in *ethischer* Analyse irrelevant.

Handeln und Unterlassen um des Patientenwohls

Aus dem Dargelegten folgt: *Ethisch positiv* zu beurteilen sind diejenigen Fälle, in denen ein Handeln um des Patientenwohls willen erfolgt, unabhängig davon, ob es zur Rettung führt oder nicht. Dasselbe gilt vom Unterlassen im aussichtslosen Fall um des Wohls des Patienten willen. Hingegen wird man ein Handeln, welches in erster Linie der technischen Möglichkeiten wegen erfolgt, auch wenn es zur Rettung führt, nur von einem konsequentialistischen Standpunkt aus als ethisch unbedenklich beurteilen können.

Ethisch eindeutig negativ zu beurteilen schließlich ist ein Handeln im aussichtslosen Fall und rein der technischen Möglichkeiten wegen, desgleichen ein Unterlassen um der Vermeidung eines technischen Mißerfolgs willen, obwohl Rettungsaussichten nicht ganz ausgeschlossen werden konnten.

Das eigentliche Problem liegt ganz offensichtlich in der ethischen Beurteilung der Möglichkeit, bei der wegen infauster Prognose das Team Rettungsmöglichkeiten unterläßt und es zum Tod des Patienten kommt. Hier ist für die ethische Qualifikation entscheidend, ob man den aussichtslosen Zustand des Patienten als alleinige Todesursache ansieht. In diesem Fall wird die ethische Beurteilung unbedenklich sein. Begründung: Es ist nicht im Interesse des Wohls des Patienten, ihn bei offensichtlicher Aussichtslosigkeit zu behandeln.

Anders sieht die ethische Beurteilung aus, wenn man trotz der Aussichtslosigkeit des Falles das Unterlassen der Hilfeleistung – auch wenn es um des Interesses des Patienten willen geschieht – als *mitursächlich* für seinen Tod ansieht. Unter dieser Voraussetzung wird die ethische Beurteilung zweifelhaft, wenn nicht negativ ausfallen, da die Mitverursachung des Todes eines Menschen ethisch auch dann defizitär ist, wenn der Tod infolge anderer Ursachen unabwendbar ist. Dies ist das in der Literatur als „Kausalitätsdilemma" bekannte Problem (vgl. Birnbacher 1995, S. 66–99), wonach die Unterlassung einer Hilfeleistung im infausten Fall sowohl dann als ethisch inakzeptabel erscheint, wenn man davon ausgeht, daß die Unterlassung zum Wohle des Patienten – nämlich keine unnötige Verlängerung seines unabwendbaren Sterbens – geschieht, als auch dann, wenn man es als Mitursache für seinen Tod ansieht, d. h. als fahrlässige Tötung.

Im Zweifel Reanimationsmaßnahmen beginnen

Ich halte nach dem Dargelegten die Lösung dieses Dilemmas nur dann für möglich, wenn man den Willen des Patienten erfahren und zugrunde legen kann. Ist dies nicht der Fall – und das dürfte noch immer in der Mehrzahl der Notfälle so sein –, dann scheint mir eine ethisch akzeptable Lösung nur unter Zugrundelegung des Prinzips „*in dubio pro CPR*" möglich. Das heißt: Um der Gefahr der Mitursächlichkeit am Tode eines unrettbar Verunfallten, dessen ausdrücklicher Wille nicht bekannt ist, zu entgehen, wird man aus ethischer Sicht eine Unterlassung der Hilfeleistung als fragwürdig, wenn nicht als inakzeptabel ansehen müssen. Hier ist jedoch erneut festzustellen, daß in ethischer Hinsicht noch zweifelhafter das Verhalten jedes Individuums ist, welches weiß, daß es jederzeit Opfer eines Unfalls oder einer plötzlichen lebensbedrohlichen Erkrankung werden kann, bei dem das Rettungsteam möglicherweise in eine ethische Konfliktsituation gerät, für welche der Einzelne vor Eintritt eines Notfalls hätte mit seiner autonomen Entscheidung eine Lösung anbieten können.

Eine solche Erklärung in Form eines Patiententestaments o. ä. ist freilich nicht ein für alle Mal abzugeben, sie muß vom Individuum mehrfach, idealiter über Jahre hinweg immer erneut bestätigt werden, um ein hinreichendes Gewicht zu erhalten.

Ich komme insgesamt zu dem Ergebnis, daß die präklinische Notfallbehandlung auch in aussichtslos erscheinenden Fällen aus ethischer Sicht geboten ist, sofern nicht der Notfallpatient eine Unterlassung der Hilfeleistung verlangt bzw. dieses Verlangen als schriftliche oder mündliche Verfügung zuvor über einen längeren Zeitraum hinweg dokumentiert hat.

Dieses Ergebnis ist jedoch unbefriedigend angesichts der Tatsache, daß die Mehrheit der Menschen heute von den Möglichkeiten auch solcher Notfallmaßnahmen weiß, die bei infauster Prognose keine Lebensrettung, sondern eine Sterbensverlängerung bedeuten, und dennoch keine vorherigen Verfügungen trifft.

Diesbezüglich die Mitmenschen und die Gesellschaft als ganze im unklaren zu lassen, erscheint mir unter ethischen Gesichtspunkten als äußerst problematisch, wenn nicht als defizitär. Hier zeigt sich einmal mehr, daß Fragen der Ethizität auch in der Notfallmedizin tiefe gesellschaftliche Wurzeln haben und nach einer grundsätzlichen Änderung unserer Diskursverweigerung gegenüber Sterben und Tod verlangen.

Literatur

Beckmann JP (1996) Fragen und Probleme einer medizinischen Ethik. De Gruyter, Berlin
Birnbacher D (1995) Tun und Unterlassen. Reclam, Stuttgart
Bundesärztekammer (Hrsg) (1991) Deutscher Beirat für Erste Hilfe und Wiederbelebung. Reanimation – Richtlinien für Wiederbelebung und Notfallversorgung. Dtsch Ärzte-Verlag, Köln

Ethische Empfehlungen zur Anwendung von Herz-Lungen-Wiederbelebungsmaßnahmen: Ein Blick über die Grenzen – Beispiele aus Europa und den USA

W. Dick

Ethische und finanzielle Erwägungen stehen einander gegenüber, wenn im anglo-amerikanischen Sprachraum – aber zunehmend auch in Europa – Empfehlungen darüber publiziert werden, wann ggf. Wiederbelebungsmaßnahmen, die erfolglos sind, eingestellt werden sollten [1, 3, 13, 15]. Dabei müssen ethische und finanzielle Erwägungen nicht notwendigerweise im Gegensatz zueinander stehen.

Während Fragen nach dem „ob" (Erstmaßnahmen *einleiten, einstellen* oder nicht und ggf. *wann*) im innerklinischen Szenario meist relativ einfach zu entscheiden sind, muten die Probleme außerhalb der Klinik ungleich schwieriger an.

Das hängt einmal damit zusammen, daß in den seltensten Fällen eine präzise Diagnosestellung möglich ist und insbesondere die Begleitumstände häufig unklar sind oder erst im nachhinein bekannt werden (z. B. Vorliegen eines inkurablen Leidens); zum anderen damit, daß in den USA und zumindest in den englischsprachigen Ländern Europas vorwiegend Pflegepersonal sowie Rettungssanitäter und Rettungsassistenten Notfallpatienten präklinisch versorgen. Eine kürzlich durchgeführte Umfrage unter den Mitgliedern des ERC (European Resuscitation Council) ergab, daß die Entscheidung darüber, ob und wann eine Reanimation beendet werden kann, zwar prinzipiell nicht ohne ärztliche Anwesenheit getroffen werden darf, aber hier und dort stillschweigend in der Struktur des Rettungsdienstes durch Rettungssanitäter und Rettungsassistenten praktiziert wird.

Wenn man die Empfehlungen anderer zur Einleitung und Terminierung von Wiederbelebungsmaßnahmen kritisch analysieren will, so muß dies auf der Basis folgender Kriterien geschehen:

1.   Überwiegend prähospitale Reanimationen,
2. a Einleitung der Maßnahmen,
2. b Vorenthalten weitergehender Maßnahmen,
2. c Einstellung der Maßnahmen, wenn diese erfolglos erscheinen,
3.   Studienergebnisse als Entscheidungshilfen.

Generell sind Studienergebnisse darüber, wann verläßlich Maßnahmen eingeleitet oder terminiert werden sollen bzw. können, extrem rar.

Das „ob"

Generell verlangt die Rechtssprechung z. B. in den USA, daß ein bestimmtes Maß an Notfallversorgung allen Bürgern zur Verfügung steht, also auch die kardiopulmonale Reanimation. Es sei letzten Endes Aufgabe der Ärzte, zu entscheiden, wie die verfügbaren Ressourcen sinnvoll verteilt werden könnten.

Auch nach einem *Policy Statement on Ethics* des American College of Emergency Physicians aus dem Jahre 1992 [4, 5] müssen alle Patienten gleichermaßen Zugang zu Wiederbelebungsmaßnahmen haben. Dabei muß ein mutmaßlicher Patientenwille mit berücksichtigt werden.

Das Ethics-Komitee der Society for Academic Emergency Medicine hat 1992 unter der Überschrift *An Ethical Foundation for Health-Care, an Emergency Medicine Prospective* u. a. ausgeführt [9]: „Jedes Gesundheitssystem muß für alle, die dieses System benötigen, den gleichen Zugang zum System ermöglichen, und zwar hinsichtlich Prävention, Notfall- und regelmäßiger Versorgung."

Nach Kellermann [12] existieren aber in den USA keine Leitlinien dafür, unter welchen Bedingungen die CPR („*cardiopulmonary resuscitation*") begonnen, vorenthalten oder beendet werden kann. Einig ist man sich lediglich darüber, daß CPR und ACLS („*advanced cardiac life support*") nicht dazu gedacht sind, Patienten mit terminalen Erkrankungen und unheilbaren Leiden zu behandeln.

Mehr oder weniger einheitlich wird also die Entscheidung zum (adäquaten) Beginn von Reanimationsmaßnahmen in der Regel nach der Prämisse getroffen, im Zweifelsfalle zum Wohle des Patienten; d. h. mit wenigen offensichtlichen Ausnahmen wird bei einem Herz-Kreislauf-Stillstand unverzüglich mit der Reanimation begonnen. Dabei müssen nach dem oben zitierten *Policy Statement* der Gesamtstatus des Patienten, seine Überlebenschancen sowie Informationen seitens der Familie und des Hausarztes mit in die Entscheidung einbezogen werden. Ungeachtet dessen gilt jedoch das Prinzip, daß immer dann, wenn keine adäquaten Informationen verfügbar sind, zunächst einmal mit der Reanimation begonnen werden muß.

In allen Ländern wird die kardiopulmonale Reanimation – im Gegensatz zu fast allen anderen medizinischen Maßnahmen – gewöhnlich ohne ärztliche Anordnung eingeleitet.

„Wer?"

Juristisch und moralisch haben in den meisten Ländern jeder Arzt, jede Pflegeperson und jeder Rettungssanitäter oder Rettungsassistent die Verpflichtung, bei Erkennung eines Herz-Kreislauf-Stillstands unverzüglich Reanimationsmaßnahmen einzuleiten. Unabhängig davon sind auch Laien – wenn sie in der Lage sind, einen Herz-Kreislauf-Stillstand zu erkennen und zu behandeln – verpflichtet, entsprechend ihrem jeweiligen Kenntnisstand die adäquaten Maßnahmen zu ergreifen, um weiteren Schaden vom Patienten fernzuhalten, bis adäquate Hilfe zur Verfügung steht. Dies bedeutet in nahezu allen Ländern aber keineswegs, daß dann, wenn ein Laie solche Maßnahmen nicht einleitet, weil er nicht in ihnen ausgebildet ist oder sich nicht kompetent fühlt, straf- oder zivilrechtliche Sanktionen befürchten müßte.

Die zunehmend zu beobachtende Zurückhaltung von Laien, lebensrettende Maßnahmen einzuleiten, mag u. a. auf einer solchen ungerechtfertigten Furcht beruhen. Hatten wir z. B. in unserer Multicenterstudie zur Frühdefibrillation noch 25–30 % Laienhilfe zu verzeichnen, sank diese in einer neueren Studie zur ACD/CPR (*active compression decompression CPR*) auf ganze 7 % ab.

Der Wille des Patienten

Nach den *Guidelines* der AHA (American Heart Association) [2], muß jede Entscheidung letztlich individuell getroffen werden, wobei Indikationen und Kontraindikationen einander gegenübergestellt werden müssen. Ist der Patient entscheidungsfähig, hat er das Recht, über seine Behandlung selbst zu entscheiden. Nach amerikanischem Recht gilt der erwachsene Patient so lange als entscheidungskompetent, bis ein Gericht seine Entscheidungsfähigkeit in Frage gestellt hat. Im Falle einer mentalen Inkompetenz tritt ein Vertreter an die Stelle des Patienten.

In nicht wenigen europäischen und außereuropäischen Ländern gelten sog. *„living wills"*, in denen der Patient dokumentiert hat, welche Entscheidung er für den Fall eines Herz-Kreislauf-Stillstands und einer kardiopulmonalen Reanimation treffen würde. *„Living wills"* müssen in allen Ländern beachtet werden, obgleich nicht generell und zweifelsfrei offenkundig ist, ob sich der Patient in der präzisen Situation nicht anders entscheiden würde. Ein solches Dokument muß die Unterschrift des Patienten und die des Hausarztes mit einem evtl. Ablaufdatum tragen. Im Konfliktfall, der Patient wünscht eine Reanimation, die Angehörigen aber nicht, muß das Rettungsdienstpersonal die Möglichkeit haben, den Patientenwillen über den der Angehörigen zu stellen. In diesem Sinne sind sogenannte vorauseilende Direktiven zu interpretieren, nach denen ein Patient mit einer Erkrankung, die möglicherweise mit einem Herzstillstand einhergehen kann, im Vorhinein über seine Präferenzen befragt wird; dies muß in ein gültiges Dokument eingehen, das der Patient ständig bei sich trägt. Ungeachtet dessen muß der Patient jedoch die Möglichkeit behalten (s. Ablaufdatum), seine ursprüngliche Meinung wirksam zu ändern.

Boisaubin hat 1987 [7] untersucht, wie zutreffend die Information der Patienten bei sogenannten Informed-Consent-Erklärungen tatsächlich war, die ja letzten Endes auch das Verhalten bei einem Herz-Kreislauf-Stillstand betreffen. Dabei zeigte sich, daß 57 % der Patienten über den Sinn des Einwilligungsformulars überhaupt nicht Bescheid wußten, 18 % immerhin darüber informiert waren, daß sie mit diesem Formular die Einwilligung in eine Behandlung gaben, bzw. 11 %, daß sie sich einer Behandlung unterziehen mußten (s. nachfolgende Übersicht „Informed Consent").

Die Frage, warum die Patienten das Einwilligungsformular unterschrieben, konnten 46 % von ihnen zutreffend beantworten, 42 % meinten, der Arzt habe ihnen gesagt, sie sollten das Formular unterschreiben, die restlichen 12 % wußten über den Sinn des Formulars überhaupt nicht Bescheid.

Auf die Frage, ob dieses Einwilligungsformular dem Arzt erlaube, die Behandlung durchzuführen, antworteten 42 % mit Nein, 26 % mit Ja und 28 % wußten nicht Bescheid. Auf die Frage, ob sie dann, wenn der Arzt etwas unternähme, was sie nicht wollten, trotzdem die Behandlung über sich ergehen ließen, antworteten 52 % mit Ja, 24 % mit Nein und 15 % bäten um eine Verschiebung nach *„second opinion"*.

Obwohl diese Studie primär darauf ausgelegt war, die Einwilligung in positive Behandlungsmaßnahmen zu untersuchen, so wirft sie selbst bei vorsichtiger Interpretation auch ein Licht auf den sog. Patientenwillen; dieser könnte sich angesichts einer hoch akuten Situation durchaus von dem unterscheiden, der bei einer Einwilligung unter normalen Bedingungen gegeben worden ist.

Informed Consent

Befragung von Patienten nach einem Aufklärungsgespräch mit Einwilligung in eine geplante Behandlung; Erläuterungen s. oben (mod. nach [7]).

Ist Ihnen der Sinn des Einwilligungsformulars klar?
57 % Unklar
18 % Einwilligung in eine Behandlung
11 % Unterziehung einer Behandlung

Warum haben Sie das Einwilligungsformular unterschrieben?
46 % Um eine Behandlung zu erhalten
42 % Der Arzt hat mich gebeten
12 % Keine Vorstellung

Erlaubt das Einwilligungsformular dem Arzt die Durchführung der Behandlung?
42 % Nein
28 % Keine Vorstellung
26 % Ja

Würden Sie eine Behandlung gegen Ihren Willen über sich ergehen lassen?
52 % Ja
24 % Nein
15 % Verschiebung zu Einholung einer „second opinion"

Verpflichtung des Arztes zur Einleitung?

Nach den Richtlinien der AHA ist der Arzt nicht verpflichtet, offensichtlich sinnlose therapeutische Maßnahmen durchzuführen, auch wenn dies vom Patienten oder seinen Angehörigen verlangt wird. Allerdings ist es oft schwierig zu entscheiden, welche Maßnahmen sinnlos sind.

So werden z. B. als sinnlose Behandlungen angesehen:

- einfache und erweiterte lebensrettende Sofortmaßnahmen, die nicht innerhalb eines definierten Zeitraumes zum ROSC („return of spontaneous circulation") führen;
- eine Reanimation bei einem Patienten mit progressivem, septischem oder kardiogenem Schock;
- Reanimationsmaßnahmen bei metastatischen Tumorerkrankungen;
- persistierender vegetativer Status bei jungen und älteren Patienten.

In Großbritannien [6] und mit Einschränkungen auch in den meisten anderen europäischen Ländern wird die Auffassung vertreten, daß Reanimationsversuche bei Patienten im terminalen Stadium einer Erkrankung nicht mit seiner Würde in Einklang zu bringen sind.

Im Jahre 1988 haben Ruark et al. [15] im *New England Journal of Medicine* Stellung genommen zu „Prinzipien und Praxis der Erwachsenenmedizin". Sie schreiben u. a., daß das ethische Dilemma im Falle der kardiopulmonalen Reanimation besonders groß sei. Wenn man die Invasivität und den z. T. brutalen

Charakter der Reanimation in Betracht ziehe, so sei der Gegensatz zwischen der relativ geringen Überlebenschance und dem Verlust an Dignität besonders gravierend.

Man solle in diesem Zusammenhang auch nicht übersehen, daß sich das Rettungspersonal durch Alarmfahrten mit dem Ziel einer raschen kardiopulmonalen Reanimation, die später nicht indiziert ist, unnötig in Gefahr bringt, wenn ohnehin kaum Überlebenschancen existieren. Hinzu komme das Risiko der Exposition gegenüber HIV oder Hepatitis B [12].

Unter diesen komplexen Aspekten sind die sog. *DNAR-Orders* zu verstehen, die präziser das zum Ausdruck bringen, was wirklich gemeint ist, nämlich *„Do not attempt to resuscitate"* (im Gegensatz zur *„Do-not-resuscitate"-Order*).

Patientenwille und seine Verläßlichkeit

Aus einer Untersuchungsserie an 633 Patienten in King County/Washington kamen Dull et al. [8] zu der Auffassung, daß 7 % der Patienten die Reanimation nicht gewollt hätten. Nahezu 30 % waren ohnehin auf der Basis der zugrunde liegenden Erkrankung mehr oder weniger an das Ende ihres Lebens gekommen. Das Alter spielte aber keine Rolle, da die Ergebnisse bei älteren nicht schlechter waren als bei jüngeren Patienten.

Zwei Staaten in den USA erlauben die DNAR in der Prähospitalphase, entweder aufgrund eines einfachen Schriftstückes oder auf der Basis eines DNAR-Formulars (Missouri und Montana). Die meisten anderen Staaten verlangen eine Entscheidung erst vor Ort aufgrund eines solchen Schriftstückes und der Situation.

Sonstige Kriterien

Als weitere, möglicherweise objektivere Entscheidungshilfen für die Beantwortung der Frage, ob eine Reanimation eingeleitet werden soll, können die Umgebung dienen, in der der Patient aufgefunden wird, und die Möglichkeiten des Zugangs zu dieser Lokalität (z. B. lange Latenzzeiten). So kann im konkreten Fall durchaus die Indikation zurückgestellt werden, wenn nachweislich die einfachen lebensrettenden Sofortmaßnahmen jenseits der 8-min-Grenze begonnen wurden, wenn zwischen einfachen und erweiterten lebensrettenden Sofortmaßnahmen mehr als 12–14 min (z. B. nach Defibrillation) vergingen, weil dann nachweislich die Überlebensraten drastisch absinken.

In Chicago können Paramedics den Beginn der ACLS verweigern, wenn der Patient offensichtlich enthauptet ist, die Totenstarre eingetreten ist oder Zeichen einer Autolyse bestehen [12].

Eliastam et al. [10] haben etwas liberalere Kriterien vorgeschlagen wie Apnoe, fehlender Puls etc. für mehr als 10 min vor Ankunft des Rettungsdienstes, sowie vorbestehende, sicher terminale Erkrankungen. Im Milwaukee basiert die Entscheidung, die CPR zu beginnen, auf einer rein klinischen Beurteilung durch die Paramedics und ist nicht durch Protokolle unterstützt. Das führt z. B. dazu, daß in 28 % der Fälle eine ACLS überhaupt nicht eingeleitet wird; in Pittsburgh wurde in mehr als der Hälfte der Herz-Keislauf-Stillstände präklinisch der Tod festgestellt.

Vorenthaltung weitergehender Maßnahmen

Von der Zurückhaltung zur Einleitung von Reanimationsmaßnahmen ist die Vorenthaltung solcher bzw. weitergehender Maßnahmen zu unterscheiden. Liegen z. B. in den USA Willensäußerungen vor, die das Vorenthalten weitergehender Maßnahmen vorsehen, so werden z. T. – zumindest im Krankenhaus und in Altersheimen – die Personalpapiere des Patienten mit entsprechenden Farben kodiert (sog. *Blue Code*).

Wie problematisch aber solche Kriterien des Vorenthaltens weitergehender Maßnahmen sind, wird aus einer Untersuchung von Schwenzer [16] deutlich. Er hat in einer retrospektiven Analyse die Reanimationsüberlebensraten bei Patienten mit 10 verschiedenen Erkrankungskategorien überprüft:

Kategorie I: multiple medizinische Erkrankungen
Kategorie II: akute Erkrankungen
Kategorie III: Komplikationen, die nach einem operativen Eingriff eintreten
Kategorie IV: angeborene Erkrankungen
Kategorie V: Neoplasmen
Kategorie VI: Neoplasmen mit Metastasen
Kategorie VII: Trauma
Kategorie VIII: Verbrennungen
Kategorie IX: Aids
Kategorie X: Demenz

Von 550 Patienten mit plötzlichem Herz-Kreislauf-Stillstand überlebten die Reanimation initial 71 %, bis zur Krankenhausentlassung jedoch nur 25 %. Dabei wurde die Reanimation weniger häufig fortgeführt bei Patienten mit metastatischen Neoplasmen, nach Traumen und bei Demenz, häufiger hingegen bei akuten Erkrankungen und operativen Komplikationen. Die Überlebenshäufigkeit war besonders hoch nach angeborenen Erkrankungen, weniger ausgeprägt jedoch bei Neoplasmen. Auch hier war das Alter kein Differenzierungskriterium. Die Autoren schlossen aus diesen Befunden, daß die hohen Überlebensraten bei den meisten Patientengruppen die Problematik sehr deutlich aufzeige, die mit generellen Entscheidungen bei Vorliegen von Begleiterkrankungen existierten, mit einer CPR eher zurückhaltend zu sein.

Wie lange sollte die BLS fortgeführt werden bzw. wann kann sie eingestellt werden?

Grundsätzlich sollte die BLS (*basic life support*) so lange fortgesetzt werden bis

- ein effektiver ROSC auftritt,
- die weitere Versorgung an den Rettungsdienst oder
- an höher qualifiziertes medizinisches Personal und einen Arzt übergeben werden kann
- oder vernünftige Kriterien für die Beendigung der Maßnahmen aufgetreten sind.

Jedoch fehlen auch für die Einstellungen der CPR vor Ort im Grunde verläßliche Kriterien. So muß zunächst unterschieden werden in solche Maßnahmen, bei denen von vornherein der fehlende Erfolg feststeht – bei inhospitaler ACLS ist z. B. die Überlebensrate bei 2400 Patienten 0,47 % gewesen. In Memphis wurden 1988 281 konsekutive Fälle von refraktärem Herz-Kreislauf-Stillstand zusammengestellt, die vom EMS (Emergency Medical Service) unter Reanimation in die Klinik transportiert worden waren. 13,3 % dieser Patienten konnten initial reanimiert werden, nur 1,7 % jedoch überlebten den Krankenhausaufenthalt [12].

In Michigan wurden 6 % initial reanimiert, aber nur 0,6 % überlebten den Transport in das Krankenhaus bis zur Entlassung. Für St. Louis wurden ähnliche Zahlen, 11 % bei der Aufnahme und 0,5 % Entlassungen, dokumentiert [12].

Weiterhin kann die Reanimation abgebrochen werden, wenn der Patient nach 30 min ACLS nicht mit einer meßbaren Hämodynamik reagiert. Diese Entscheidung sollte aber durch EMS-Autoritäten und den Medical Director gefällt werden. Diese sind dafür verantwortlich, daß die Maßnahmen der erweiterten Reanimation, also intravenöse Medikation, Defibrillation etc., zuvor in vollem Umfang durchgeführt worden sind. Hingegen wird das Intervall vom vermutlichen Auftreten des Herz-Kreislauf-Stillstands bis zum Beginn von Maßnahmen als nicht verläßlich genug angesehen; vielmehr scheint die Dauer der suffizient durchgeführten Reanimationsmaßnahmen ein besseres Kriterium zu sein. So hat z. B. eine Studie von Pepe et al. [14] unter Beweis gestellt, daß dann, wenn wirkungsvolle Reanimationsmaßnahmen in der prähospitalen Phase über 30 min fortgeführt, aber dennoch nicht zur Rückkehr eines Spontankreislaufes geführt haben, die CPR abgebrochen werden könnte, da in allen Fällen, in denen sie fortgeführt wurde, niemand überlebt habe. Aus dieser Vergleichsstudie folgert Pepe, daß keinem Patienten eine Chance dadurch vorenthalten wurde, daß nach 30 min ohne ROSC die Reanimation eingestellt wurde.

Das Policy Statement on Ethics des American College of Emergency Physicians aus dem Jahre 1992 erlaubt die Einstellung der Wiederbelebungsmaßnahmen dann, wenn der Patient nicht ansprechbar bleibt oder wenn zusätzliche Informationen verfügbar werden, die einen anderslautenden letzten Willen des Patienten untermauern oder dieser z. B. an einem inkurablen Leiden gelitten habe.

Schlußfolgerungen

Verschiedenen Studien zufolge bewegt sich der Prozentsatz von Patienten, die mental intakt einen Herz-Kreislauf-Stillstand überstanden haben, während der letzten 20 Jahre trotz aller diagnostischer und therapeutischer Fortschritte konstant zwischen 14 und 18 % (ausgenommen die besseren Resultate nach Kammerflimmern) [6, 12].

Dennoch wird in den meisten Ländern daraus nicht die Schlußfolgerung gezogen, aufgrund der geringen Erfolgsrate häufiger Maßnahmen nicht mehr einzuleiten, weitergehende Maßnahmen vorzuenthalten oder Maßnahmen frühzeitig abzubrechen, selbst unter dem Aspekt, daß dadurch erhebliche wirtschaftliche Ressourcen gebunden werden. Gerade in der prähospitalen Notfallmedizin läßt sich in den seltensten Fällen präzise bestimmen, welcher Patient und ggf. wann eine Überlebenschance hat; so sind auch nicht jüngere Patienten günstiger zu beurteilen als ältere, weil zahlreiche Untersuchungen gezeigt haben, daß das Alter für die Prognose des Herz-Kreislauf-Stillstands eine untergeordnete Rolle spielt.

Gravierendere Probleme resultieren aus Entscheidungskompetenzen für Personal, das diesen Entscheidungskompetenzen nicht gerecht werden kann, wie Rettungssanitäter oder Paramedics bzw. Schwestern und Pfleger. Die Länder, in denen arztgeführte Rettungssysteme nicht existieren, sollten diesem Personal bessere Entscheidungskriterien vermitteln und ihnen die Möglichkeit geben, in allen unklaren Fällen einen medizinischen Rat telefonisch oder mit ähnlichen Kommunikationsmitteln einzuholen.

Literatur

1. Adams JG, Arnold R, Siminoff L, Wolfson AB (1992) Ethical conflicts in the prehospital setting. Ann Emerg Med 21: 1259–1265
2. American Heart Association (1992) Ethical considerations in resuscitation. JAMA 28: 2282–2288
3. American College of Emergency Physicians (1988) Guidelines for „Do Not Resuscitate" orders in the prehospital setting. Ann Emerg Med 17: 1106–1108
4. American College of Emergency Physicians (1992) Ethics manual. Ann Emerg Med 20: 1153–1162
5. American College of Emergency Physicians (1992) Ethical issues of resuscitation. Ann Emerg Med 21: 1277
6. Baskett PJF (1994) The ethics of resuscitation. In: European Resuscitation Council: Guidelines for resuscitation
7. Boisaubin EV, Dresser R (1987) Informed consent in emergency care: Illusion and reform. Ann Emerg Med 16: 62–67
8. Dull S, Cummins RO, Graves JR et al. (1990) The futility of prehospital resuscitation of „end of life" cardiac arrests. Ann Emerg Med 19: 467 [abstract]
9. Edgren E (1992) The ethics of resuscitation; differences between Europe and the USA – Europe should not adopt American guidelines without debate. Resuscitation 23: 85–90
10. Eliastam M, Duralde T, Martinez F et al. (1977) Cardiac arrest in the emergency medical service system: Guidelines for resuscitation. JACEP 6: 525–529
11. Ethics Committee, Society for Academic Emergency Medicine (1992) An ethical foundation for health care: An emergency medicine perspective. Ann Emerg Med 21: 1381–1387
12. Kellermann AL (1993) Criteria for dead-on-arrivals, prehospital termination of CPR, and Do-Not-Resuscitate orders. Ann Emerg Med 22: 47–51
13. Margolis JO, McGrath BJ, Kussins PS, Schwinn DA (1995) Do Not Resuscitate (DNR) orders during surgery: Ethical foundations for institutional policies in the United States. Anesth Analg 80: 806–809
14. Pepe PE, Brown CG, Bonnin MJ et al. (1993) Prospective validation of criteria for on-scene termination of resuscitation efforts after out-of-hospital cardiac arrest. Ann Emerg 22: 884–885
15. Ruark JE, Raffin TA, Stanford University Medical Center Committee on Ethics (1988) Initiating and withdrawing life support. N Engl J Med 318: 25–30
16. Schwenzer KJ; Smith WT, Durbin ChG (1993) Selective application of cardiopulmonary resuscitation improves survival rates. Anesth Analg 76: 478–484

Der erfolglose Reanimationsversuch: Ärztliches Verhalten in einer Grenzsituation

D. Labeit, F. A. Muthny

Die Reanimation im Rahmen der präklinischen Notfallversorgung ist heute zu einem festen Bestandteil des Rettungsdienstes geworden. Die Indikation ist dann gegeben, wenn es zu einem plötzlichen Ausfall der Vitalfunktionen kommt und dieser Ausfall nicht den Endpunkt einer vorhersehbaren Entwicklung einer Erkrankung darstellt. Da letzteres in vielen Fällen gerade in der präklinischen Notfallversorgung nicht bekannt ist, wird deshalb häufig mit einer Reanimation begonnen, ohne daß einschränkende Kriterien bekannt sind.

Letztlich zählt die Effektivität der Reanimationsbemühungen, wobei nur die definitiv positive Reanimation mit Entlassung aus dem Krankenhaus ohne neurologisches Defizit akzeptiert werden kann. Bisher beträgt diese Quote im Rahmen der präklinischen Reanimation ca. 10 % (Blauhat et al. 1987; Neumann et al. 1990; Schinnerl et al. 1990).

Überlegungen bezüglich der Chancen der Wiederherstellung bei bekannter Grundkrankheit oder der Reintegration in ein soziales Umfeld können bei der Akutentscheidung vor Ort nicht in die Überlegungen einfließen und damit auch keine Berücksichtigung finden. Auch ist eine ablehnende oder zurückhaltende Haltung bezüglich der Durchführung der Reanimation bei plötzlichem Kreislaufstillstand eines älteren Patienten in der Präklinik weder gerechtfertigt noch medizinisch vertretbar. Die Tatsache der erfolgreichen Reanimation bei älteren Patienten findet vor dem Hintergrund der zunehmenden Anzahl der älteren Bevölkerungsanteile eine besondere Bedeutung, was auch in den kommenden Jahren bei der sich abzeichnenden Entwicklung der Alterspyramide zu sehen ist, da in Zukunft 38 % der Bevölkerung älter als 60 Jahre sein werden.

Medien und wissenschaftliche Publikationen haben häufig die Zufriedenheit bzw. Unzufriedenheit von Patienten mit ihren behandelnden Ärzten zum Thema. Arbeitsbelastungen von Ärzten und deren Auswirkungen stehen selten im Mittelpunkt des Interesses. Die Auseinandersetzung mit dieser Thematik ist notwendig, um in der Öffentlichkeit Verständnis für den Berufsstand des Mediziners herzustellen. Dieser Beitrag beschäftigt sich mit Berufsbelastungen von Notärzten und deren Auswirkung auf das psychische Wohlbefinden.

Stressoren des Notarztdienstes

Eine Vielzahl von Faktoren werden in der Literatur als potentielle Stressoren im Notarztdienst beschrieben.
Diese Faktoren werden individuell unterschiedlich bewertet; auch sind individuell unterschiedliche Bewältigungsformen mit den spezifischen Anforderungen

verbunden. Es sind häufig nicht die Einzelaspekte, sondern die situative Konstellation von Faktoren, die letztendlich beim Individuum starke Belastungen („Streß") verursachen. So entscheiden individuell spezifische Ausformungen dieser Variablen darüber, ob eine erfolglose Reanimation subjektiv als belastend, als Versagen oder als Herausforderung im Sinne der Ausbildung höherer Kompetenzen und besserer Kooperation gewertet wird.

Wichtige Faktoren sind dabei:

1. Die **Möglichkeit der Konzentration** auf einen oder mehrere Verletzte. Einerseits die vergleichsweise ruhige Situation, bei der nur ein Patient reanimiert werden muß und die anderen Patienten stabil sind, im Vergleich zu der Situation, daß sich mehrere Patienten gleichzeitig im labilen, kritischen Zustand befinden, bei dem ständig mit der Dekompensation vitaler Funktionen gerechnet werden muß.
2. Die **personelle Situation** des Teams z. Z. der Reanimation: gute Besetzung oder Unterbesetzung.
3. Die **berufliche Erfahrung** der Beteiligten mit dieser und ähnlichen Situationen, speziell mit der Reanimation.
4. Der **Zeitdruck**, unter dem entschieden und gehandelt werden muß. Zeitdruck wird immer wieder als wesentlicher Belastungsfaktor genannt. Er kann dazu führen, daß es bei der Begleitung Schwerstkranker zu kommunikativen Problemen kommt und sich der Notarzt nicht genügend der seelischen Betreuung schwerstkranker Patienten widmen kann.
5. **Handlungsdruck bei limitierter Information.**
6. **Tragweite der Entscheidung:** Entscheidungen des verantwortlichen Arztes haben große Bedeutung und müssen sehr schnell getroffen werden. Zwar spielt das Problem der Aufklärung, das sonst die Medizin beherrscht, keine so große Rolle, da die Patienten oft nicht ansprechbar sind. Im Vordergrund stehen Fragen, ob eine Behandlung überhaupt aufgenommen bzw. eine begonnene Behandlung wieder abgebrochen werden soll.
7. **Prognose:** Hierdurch werden Entscheidungen begründet, ob eine Therapie angefangen oder beendet wird. Ein jüngerer Patient hat bei vergleichbarer Vorerkrankung eine bessere Prognose als ein älterer, ein vorgeschädigter eine ungünstigere als ein bis dahin gesunder. Hier tauchen belastende Gedanken über die eigene Sterblichkeit und über den Sinn der Reanimation v. a. bei schlechter Prognose auf. Bei nicht eintreffenden Erwartungen, bzw. aufgrund des Versagens therapeutischer Bemühungen und der oft nur unzureichenden Möglichkeit der Sterbebegleitung können Gefühle des Versagens, der Trauer, Enttäuschungen und Schuldgefühle auftreten. Als schwierig wird empfunden, Patienten mit infauster Prognose noch Hoffnung und Zuversicht zu vermitteln. Auch scheint das Erleben des eigenen **Kontrollverlustes** angesichts einer schweren Erkrankung für einen Teil der Ärzte ein schwerwiegendes Problem darzustellen. Da in der medizinischen Ausbildung fast ausschließlich die Heilung von Patienten und nicht die Begleitung Schwerstkranker im Vordergrund steht, stellt es sich für viele Ärzte als problematisch dar, sich mit medizinischen Grenzen und der damit verbundenen eigenen Hilflosigkeit abzufinden. Wahrscheinlich eine psychische Belastung stellt ein Mißerfolg der Reanimati-

onsbemühungen trotz einer vermeintlich guten Prognose dar, z. B. bei Vorliegen folgender Umstände:

- Kurze Anfahrtswege.
- Es wurden frühzeitig Erstmaßnahmen von Laien durchgeführt, anschließend sofort erweiterte Reanimationsmaßnahmen einschließlich der Defibrillation. Hier bestehen bessere Chancen in städtischen als in ländlichen Regionen, da in städtischen Regionen mit höherer Sensibilität und frühzeitiger erster Hilfe der Bevölkerung zu rechnen ist.
- Sonstige gute Rahmenbedingungen waren vorhanden: gute Ausbildung des Personals, kurzer Meldeweg, sicher und schnell wurde die Diagnose gestellt und die Therapie eingeleitet.

8. **Emotionale Betroffenheit:** Diese ist bedingt durch das Leid der Patienten, v. a. wenn der Arzt den Patienten über einen längeren Zeitraum begleitet. Ein nur kurzes Zusammensein wirkt wesentlich weniger belastend. Die Begleitung Schwerstkranker löst bei einem Teil der Ärzte eine starke, belastende Empathie aus. Einige Ärzte geben an, durch die Konfrontation mit Schwerstkranken das eigene Sterben zu antizipieren und fühlen sich dadurch belastet.

Ärzte, die sich durch das Leid der Patienten weniger belastet fühlen, geben an, sich in psychologischer Hinsicht als kompetent zu erleben oder die Konfrontation mit dieser emotionalen Belastung als **berufliche Herausforderung** zu empfinden. Diese Einstellung scheint für die Bewältigung interaktiver Belastungen besonders hilfreich zu sein. Die Einstellung, daß Helfen nicht nur Heilen, sondern auch das Begleiten von Patienten bis zum Tode sein kann, besitzt eine stark emotional entlastende Wirkung.

Häufig wird es als schwierig erlebt, eine schlechte Nachricht den Angehörigen mit den angemessenen Worten zu übermitteln, d. h. eine Balance zwischen der Verharmlosung und einer zu starken Beunruhigung zu finden. Ärzte, die sich in solchen Situationen wenig belastet fühlen, geben häufig an, in diesem Bereich über eine ausreichende Kompetenz und über viel Erfahrung zu verfügen. Erfahrung und Kompetenz ermöglichen eine Art distanzierter Anteilnahme.

9. **Die Belastbarkeit des Arztes:** Das ständige *Erleben von Grenzsituationen* führt oft an die persönlichen Grenzen:
- der andauernde und unmittelbare Kontakt zu Schwerstkranken und lebensbedrohten Menschen;
- das regelmäßige Erleben des Todes;
- die stete Bereitschaft zu plötzlich notwendigen Höchstleistungen;
- die nur begrenzte Planbarkeit der Arbeitsabläufe;
- hierarchiebedingte Konflikte zwischen Pflegekräften und Ärzten hinsichtlich der Frage der Grenzen der Intensivmedizin, v. a. bei sehr alten Patienten.

Klapp (1988) hat Patienten, Ärzte, Schwestern und Pfleger auf Intensivstationen beobachtet und folgendes festgestellt: Das Team um den Patienten schätzt nach erfolgreicher Reanimation die Situation intensivbehandelter Patienten wesentlich belastender und negativer ein, als die Patienten selbst. Dabei fanden sich auch deutliche Unterschiede zwischen Schwestern, Pflegern und Ärzten. Das Pflegepersonal kommt am häufigsten zu negativen Einschätzungen hinsichtlich der Situation und der Belastung der Kranken. Positiver äußern sich die Ärzte. Die Pfleger, die gegen die Belastungen noch unzureichende Bewältigungsstrategien entwickelt haben, sind in der Regel jünger und haben weniger Erfahrung. Über längere Zeit werden diese Erlebnisse kompensiert. Als Bewältigungsstrategien sind hier zu finden: Flucht nach vorn durch mehr Ausbildung, andere wiederum ziehen sich immer mehr zurück und reagieren mit Fluktuation.

10. **Schichtarbeit:** Physiologische und psychologische Konsequenzen der Schichtarbeit durch Unterbrechung der zirkadianen Rhythmik; Störung der Schlafphysiologie.

    Ergebnisse:
    - Erhöhte Arbeitszufriedenheit, wenn der Schichtwechsel alle 21 Tage im Gegensatz zu einem Siebentagerhythmus erfolgt;
    - man kann am Tag (Freizeit) oft nicht gut schlafen (zu laut);
    - unregelmäßiges Schlafen erhöht die Depressionsneigung.

    Empfehlung:
    - Entweder nur ein isolierter Nachtdienst oder eine größere Serie;
    - Schlafräume sollten nachts und tagsüber sehr ruhig sein;
    - keinen Tagesrhythmus einhalten, wenn man nachts arbeitet.

11. **Negative Einstellung gegenüber bestimmten Patienten:** Der Arzt erkennt, daß bestimmte Patienten bzw. deren Angehörige ihm Schwierigkeiten machen werden, wodurch beim Arzt eine negative Einstellung bedingt wird.

12. **Ansprüche von außen** durch Angehörige, durch die Öffentlichkeit mit ihren hohen Erwartungen und gleichzeitig schwerer Kritik. Durch die Anwesenheit von Verwandten wird der Arzt kontrolliert und kritisch betrachtet. Die Folge ist eine auf beiden Seiten vorhandene Unsicherheit und Distanziertheit.

13. **Mangel an administrativer Unterstützung,** wenig Verständnis von Vorgesetzten in schwierigen Fällen.

14. **Ansteckungsangst,** ist bei Notfalleinsätzen höher als bei Routineuntersuchungen (Hepatitis, Aids, Tbc)

15. **Hohe Patientenzahl.**

16. **Arbeitssituation:**
    - unvorhersehbare Arbeitsbelastung;
    - oft fehlendes Patienten-Follow-up;
    - unregelmäßige Arbeitszeit mit der Folge der sozialen Isolierung.

17. **Suizidpatienten:** Wie der einzelne Arzt mit dem Suizidpatienten umgeht, hängt von seiner persönlichen Einstellung zum Suizid ab. Diese ist geprägt von seiner Religion, der Erziehung und Umwelt. Oft bestehen negative Einstellungen der Ärzte gegenüber Suizidpatienten. Der Grund ist häufig die mangelnde Vorbereitung im Umgang mit Suizidpatienten während der Ausbildung und die immer noch bestehende Tabuisierung des Suizids.

18. **Konflikte hinsichtlich des Behandlungsziels,** v. a. zwischen Arzt und Hilfspersonal. Sie gehören zu den häufigsten und gravierendsten Streßsituationen. Hier dominieren hierarchiebedingte Konflikte, das Verhältnis untereinander ist geprägt von Mißtrauen und versteckter Aggression. Oft besteht Unklarheit über die Grenzen der Intensivmedizin. Keine Probleme bestehen bei sehr alten Patienten mit letaler Diagnose, jedoch treten Konflikte bei nicht sicher vorhersagbaren Verläufen auf, wenn nur Defektheilungen oder nur noch eine kurze Lebensverlängerung erzielt werden kann.

Letztendlich kann und muß die Entscheidung über Art und Umfang der medizinischen Versorgung in jedem Einzelfall unter Berücksichtigung aller Einflußkriterien individuell getroffen werden.

19. **Einschätzung des Reanimationserfolges:**
   - Bedeutung des Zeitraums bis zum Beginn der Reanimationsmaßnahmen für die Überlebenschance und die Langzeitprognose.
   - Das chronologische Lebensalter ist nicht so wichtig für den Erfolg der Reanimation auch bei älteren Patienten, sondern der Zeitpunkt und die Intensität der zugrunde liegenden Schädigung. Mit zunehmendem Alter wird jedoch die Wahrscheinlichkeit eines plötzlichen Kreislaufstillstandes größer, da diese Patientengruppe eine größere Anzahl chronischer Erkrankungen aufweist. Jüngere haben eine bessere Regenerationsfähigkeit und deshalb eine günstigere Prognose. Die physiologischen Reserven der meisten Organsysteme nehmen mit zunehmendem Alter ab. Die Häufigkeit von Erkrankungen nimmt nicht nur mit dem Alter zu, sondern es treten vielfach auch mehrere Erkrankungen gleichzeitig auf.
   - Mit zunehmender Erwartungshaltung in der Bevölkerung wird der Rettungsdienst immer häufiger auch zu älteren Patienten mit terminalen Krankheitszuständen oder plötzlichen Veränderungen eines inkurablen Grundleidens gerufen.

Positive Faktoren der Notarzttätigkeit

Die Notarzttätigkeit wird nicht nur mit stressenden Faktoren in Verbindung gebracht, sondern von den Notärzten auch positiv erlebt, v. a. hinsichtlich der folgenden Merkmale (Frumkin 1992; Heyworth et al. 1994):

1. Professionalisierung von Fertigkeiten,
2. Variabilität und Aufregung der Arbeit,
3. Gefühl, Mitglied eines effektiven Teams zu sein.

Die besonderen Anforderungen im Rettungsdienst belasten einerseits enorm, ergeben allerdings auch eine große Zufriedenheit, weil man in dieser Situation wirklich helfen kann bzw. versucht hat, zu helfen.

Entlastende Rahmenbedingungen

Soziale Unterstützung vermindert Depressionen und Inkompetenzgefühle: In der Gruppe sollten Problemfälle diskutiert werden, Evaluationsprogramme sind zu erstellen.

Arbeitszufriedenheit von Notärzten

Die bisherigen Untersuchungen über die Arbeits- und Lebenszufriedenheit von Notärzten wurden in den meisten Fällen im angloamerikanischen Sprachraum durchgeführt. Sie kommen zu dem Ergebnis, daß es sich im Vergleich zu anderen

medizinischen Fachrichtungen um eine extrem streßreiche Tätigkeit mit stark
wechselnden Anforderungen, hoher Verantwortung und in der Regel schlechter
Bezahlung handelt (Frumkin 1992).

Ergebnisse einzelner Untersuchungen

Lloyd et al. (1994)

61 % der Notärzte sind mit ihrem Leben zufrieden, 75 % zufrieden mit ihrer
Tätigkeit. Die Arbeitszufriedenheit korreliert positiv mit zunehmendem Alter,
einer höheren Stellung in der Klinikhierarchie und mit zunehmender Dauer des
Jahresurlaubs. Weniger Überstunden und zunehmende Freizeit korreliert hoch
mit der Arbeitszufriedenheit und dem emotionalen Wohlbefinden.

Whitley et al. (1994)

1056 befragte Notärzte aus den USA, Australien und England wurden miteinander
verglichen, ob es zwischen diesen Gruppen Unterschiede hinsichtlich arbeitsasso-
ziierter Streßfaktoren gibt, insbesondere über das Vorhandensein depressiver
Symptome. Ergebnis: Die Streß- und Depressionswerte waren in allen Gruppen
etwa gleich und bewegten sich in einem mittleren Bereich. Insgesamt haben unver-
heiratete Notärzte höhere Streß- und Depressionswerte als verheiratete.

Heyworth et al. (1993 a)

201 Befragte: Gemessen wurde Streß, Depression, Zufriedenheit mit der Arbeitsaufteilung und der Stellung in der Gruppe und die allgemeine Arbeitszufriedenheit
bei Notärzten. Die befragte Gruppe berichtete nicht über besonders hohen Streß
während der Arbeit oder eine vermehrte Depression. Sie bezeichneten ihre Arbeit
eher als befriedigend. Das Streßniveau war vergleichbar mit den Streßwerten
anderer Gruppen im Gesundheitswesen. Hohe Streßwerte erhielten lediglich
Notärzte, die gleichzeitig neben ihrer Notarztbereitschaft noch in größeren Klini-
ken für die dortigen Notfälle bereitstehen mußten. Als besonders wichtige Faktoren wurden erwähnt: die klare Definition der Arbeitsaufteilung und Verantwortung zwischen den einzelnen Arztgruppen und dem Hilfspersonal, Unterstützung
aus dem Notfallteam, daß aus einer effektiven Einheit bestehen sollte. Keine
Korrelation zu den gemessenen affektiven Werten bestand zwischen der Anzahl
der betreuten Patienten, der Rufbereitschaft und Anzahl der Mitarbeiter. Ältere
Notärzte mit mehr als 10 Jahren Berufserfahrung berichteten über mehr Arbeitszufriedenheit und betrachteten ihre Funktion wesentlich klarer und ihr Arbeitsteam
wesentlich effektiver als jüngere Kollegen.

Chern et al. (1995)

60 Ärzte im Notfalldienst wurden befragt über das Ausmaß der Arbeitsbelastung.
90 % schätzen die Arbeitsbelastung im Notfalldienst als hoch ein, v. a. durch zu
viele Patienten, lange Arbeitszeiten, Furcht vor Fehlentscheidungen, schwierige

Interaktionen mit den Patienten und ihren Familienangehörigen. Streßentlastend wirkte die ständige fachliche Weiterbildung und die Besprechung schwieriger Fälle im Team.

Heyworth et al. (1993 b)

365 Befragte: Gesucht wurde nach den wesentlichsten Streßfaktoren im Notfalldienst bei Notärzten in der Ausbildung. Als stressmindernd und die Arbeitszufriedenheit fördernd wirkten die klar definierte Arbeitsteilung in der Gruppe und die Effektivität des Teams.

Revicki et al. (1993)

484 befragte Notärzte: Es wurde versucht, die wichtigsten Faktoren herauszufinden, die der Notfalltätigkeit den spezifischen Streßcharakter verleihen. Streßreduzierend wirkte die Unterstützung durch das gesamte Team und die einzelnen Mitglieder. Auch eine klar definierte Arbeitsteilung ist wichtig.

Gallery et al. (1992)

736 Notärzte wurden befragt, um das Ausmaß von Streß und Depression quantitativ zu erfassen. Fragebögen zur Streß- und Depressionsmessung kamen zum Einsatz. Die Mittelwerte für den Bereich Streß und Depression lagen im Normbereich. Jedoch gaben 12,4 % der Befragten an, daß sie daran denken, innerhalb eines Jahres den Bereich Notfallmedizin zu verlassen, 26,6 % dachten daran, innerhalb der nächsten 5 Jahre diesen Bereich zu wechseln. Nur 43 % gaben an, auch in den nächsten 10 Jahren diese Tätigkeit weiter ausüben zu wollen. Gerade ältere Notärzte, Frauen und solche, die hohe Streßwerte und geringe Arbeitszufriedenheit hatten, waren unter den Wechslern. Ergebnis: die Mehrheit der Notärzte bezeichnet die Tätigkeit als durchschnittlich stressend.

Frumkin (1992)

Der Autor beschreibt einige Merkmale des Notdienstes aus eigener Erfahrung:
- aufregend;
- oft ziemlich traurig;
- manchmal gefährlich;
- wird generell als stressvoll beschrieben;
- hoher Nutzen der Arbeit für die Betroffenen, schafft starke Arbeitzzufriedenheit;
- Die individuelle Arbeitszufriedenheit ist eine Mischung aller dieser Faktoren;
- Burnout entsteht z. T. durch die negative Berichterstattung in der Presse über Notärzte. Dies führt zur schlechten Imagedarstellung. Die Tätigkeit des Notarztes sollte viel positiver in der Öffentlichkeit dargestellt werden. Streß entsteht hier durch maximalen Einsatz bei minimaler Anerkennung.

Hall et al. (1992)

Befragt wurden 539 Notärzte, die aus 2 Gruppen bestanden: Notärzte, die noch in ihrem Fachgebiet tätig sind und ehemalige Notärzte, die jetzt einer anderen ärztlichen Tätigkeit nachgehen. Erhoben wurden demographische Daten, Arbeitszufriedenheit und Zufriedenheit mit der Ausbildung. Ergebnis: Es konnten keine statistischen Unterschiede zwischen beiden Gruppen ermittelt werden. Diejenigen, die die Notarzttätigkeit verließen, gaben folgende Gründe an: Facharztanerkennung in einem anderen Gebiet gewünscht, Wunsch nach einem höheren Einkommen. Insgesamt bleiben 84,9 % der Notärzte länger als 10 Jahre im Notarztbereich.

Keller u. Koenig (1989)

77 Notärzte wurden befragt. Das Ziel der Studie war es, den Burnout zu messen. 60 % der Notärzte berichteten über mittlere bis höhere Streßgrade. 84 % hatten eine mittlere bis hohe persönliche Zufriedenheit.

Weitere Untersuchungen

Am Institut für Medizinische Psychologie der Universität Münster wurde ein Fragebogen für Notärzte entwickelt, um die „psychosozialen Aspekte der Notfallmedizin und die Verarbeitung des erfolglosen Reanimationsversuchs" näher zu beschreiben. Teilnehmer sind Notärzte an Universitätskliniken in Deutschland. Die Untersuchung ist noch nicht abgeschlossen. Es ist jedoch der Trend erkennbar, daß für den erfahrenen Notarzt die Reanimation und auch der erfolglose Reanimationsversuch in der Regel keinen selbständigen Streßfaktor darstellt, v. a. in Situationen, in denen schon im Vorfeld mit einem sehr schlechten Reanimationserfolg gerechnet werden muß.

Belastungsverarbeitung durch erfolgreiche Copingmechanismen:

- Sich weiter qualifizieren.
- Das Fachgespräch mit anderen suchen.
- Humor zeigen.
- Lernen, die Signale des Burnout zu erkennen: Vermeidungsverhalten wie Tagträumen, viel essen, viel schlafen.
- Die Arbeit positiv bewerten.
- Gesunder Lebensstil mit ausreichender Freizeit.
- Mitteilung der Gefühle.

Burnout als Folge von Überforderung und/oder mangelnder Verarbeitungsmöglichkeiten

Arbeitszufriedenheit

Eine geringe Arbeitszufriedenheit mündet in eine emotionale Erschöpfung. Diese ist vorhanden bei:
- geringer Personalbesetzung;
- Schichtdienst im Vierwochenzyklus mit Umstellung des Wach-Schlaf-Rhythmus: körperliche Beschwerden wie Kopfschmerzen, Nervosität, Appetitlosigkeit, Schlafstörungen. Unterordnung der sozialen Kontakte unter den Arbeitsrhythmus, starke Belastung der Partnerbeziehung.
- Unregelmäßiger Arbeitsanfall: Der Wechsel von Phasen mit weniger Arbeitsanfall zu Phasen mit maximalem Arbeitsanfall bedeutet einen ständigen Zustand der Anspannung.

Weiterbildung

Hier werden fast nur medizinische Themen behandelt. Psychosoziale Themen wie Kommunikation, Sterben und Tod und Konfliktlösungen werden kaum behandelt. Auf die schwierigen Situationen werden die Ärzte nicht vorbereitet, Angst und Unsicherheit sind die Folge. Gelingt es nicht, selbst mit diesen Belastungen fertig zu werden, kann es zum Burnoutsyndrom kommen. Ob sich aus einer Dauerstreßsituation ein Burnoutsyndrom entwickelt, hängt davon ab, ob Bewältigungsstrategien (Coping) zum Erfolg führen. Ein oft eingesetzter Bewältigungsversuch ist das Lösen von Problemen durch Besprechung mit Kollegen. Eine andere Bewältigungstechnik im Sinne von Abwehr ist die vermehrte Zuwendung zu den Geräten. Können die Belastungen mit diesen Strategien nicht bewältigt werden, beginnt der Prozeß des Burnout.

Diskussion und Konsequenzen/Empfehlungen

Verbesserungsmöglichkeiten: Institutionelle und individuelle Verbesserungen

Institutionell

- Verbesserung der Arbeitssituation, der Teamarbeit, der Aus-, Fort- und Weiterbildung;
- ausreichende Personalbesetzung;
- Kompetenzsteigerung: regelmäßig interne Fortbildungen durchführen;
- in der Weiterbildung vermehrt psychosoziale Inhalte betonen;
- Grenzen der Intensivmedizin, Sterben und Tod stärker berücksichtigen.

Individuell

- Verbesserung der Kommunikation zwischen Ärzten, Angehörigen und dem medizinischen Hilfspersonal, Schaffung eines Klimas gegenseitiger Toleranz und Akzeptanz;
- transparenter Informationsfluß und Problemlösung durch tägliche Teambesprechungen;
- harmonisches privates Umfeld aufbauen;
- individuelles Streßmanagement erarbeiten;
- Möglichkeiten erlernen, um Belastungen, Streß und beginnende Burnoutprozesse zu reduzieren; Voraussetzung hierfür ist das Erkennen und das Zulassen von Gefühlen und Ängsten bei sich und anderen;
- Einrichtung von Supervisionsgruppen.

Teamsupervision

Viele Probleme im Intensivbereich sind bedingt durch Interaktionsprobleme. Der Abbau von Konflikten ist durch regelmäßige Teambesprechungen möglich. Bewährt hat sich eine Teamsupervision unter Leitung eines Psychologen und auch die Teilnahme der Ärzte. In den oberen Hierarchieebenen fehlt jedoch das Verständnis für die Zusammenhänge von psychosozialer Belastung und Burnoutsyndrom.

Balint-Gruppen

Solchen Gesprächsgruppen kommt die Aufgabe zu, dem Mitarbeiter die Auseinandersetzung mit seinen eigenen Ängsten, Unsicherheiten und Gefühlen zu ermöglichen. Gerade im Umgang mit Sterbenden ist eine Auseinandersetzung und Veränderung eigener Einstellungen nötig. Sie ist eine gute Methode zur Bearbeitung von Problemen, die im Umgang mit dem Patienten entstehen.

Veränderungen auf gesellschaftlicher und politischer Ebene

Der Arzt hat Verantwortung für den ihm anvertrauten Menschen. In seine Entscheidung fließen naturwissenschaftliche Kenntnisse über Pathogenese, Diagnose und Prognose ein, aber auch ethische Fragen. Neben diesem intrapersonalen Spannungsfeld besteht auch ein öffentliches Spannungsfeld durch in der Regel unberechtigte Vorwürfe der Öffentlichkeit, Intensivstationen seien „Todesstationen, Folterkammern".

Der Öffentlichkeit muß ein realistisches Bild von der Intensiv- und Notfallmedizin vermittelt werden. Auf politischer Ebene sind bessere Rahmenbedingungen zu fordern, wie z. B. bessere Bezahlung, angenehmere Arbeitszeiten.

Literatur

Blauhat B, Neceks S, Bergmann H, Seipelt H, Pastl E, Pastl K (1987) Langzeitergebnisse nach präklinischer Reanimation. In: Mauritz W, Steinbereither K (Hrsg) Cardiopulmonale cerebrale Reanimation. Maudrick, Wien München Bern, S 159

Chern CH, Tsai J, Wong PS, Hu SC (1995) Rotating residents impressions of an ED managed by career emergency physicians. Am J Emerg Med 13: 232–235

Frumkin K (1992) „Whats in a name?", „Moonlighting for fun and profit": refelections on the state of emergency medicine – a goal for 2000 and beyond. Ann Emerg Med 21: 862–864

Gallery ME, Whitley TW, Klonis LK, Anzinger RK, Revicki DA (1992) A study of occupational stress and depression among emergency physicians. Ann Emerg Med 21: 58–64

Hall KN, Wakeman MA, Levy RC, Khoury J (1992) Factors associated with career longevity in residency-trained emergency physicians. Ann Emerg Med 21: 291–297

Heyworth J, Revicki DA (1994) Work-related stress and depression among practicing emergency physicians: an international study. Ann Emerg Med 23: 1068–1071

Heyworth J, Whitley TW, Allison EJ, Revicki DA (1993 a) Predictors of work satisfaction among SHOs during accident and emergency training. Arch Emerg Med 10: 279–288

Heyworth J, Whitley TW, Allison EJ, Revicki DA (1993 b) Correlates of work-related stress among consultants and senior registrars in accident and emergency medicine. Arch Emerg Med 10: 271–278

Keller KL, Koenig WJ (1989) Management of stress and prevention of burnout in emergency physicians. Ann Emerg Med 18: 42–47

Klapp BF (1988) Psychosoziale Belastungen des Stationspersonals. In: Schuster HP (Hrsg) Intensivmedizin. Thieme, Stuttgart, S 622–630

Lawin P (1984) Entwicklung und Zukunftsaspekte der Intensivmedizin. In: Behrendt W, Kalff G, Müller F-G (Hrsg) Intensivmedizin und Organversagen. Karger, Basel München

Lloyd S, Streiner D, Shannon S (1994) Burnout, depression, life and job satisfaction among Canadian emergency physicians. J Emerg Med 12: 559–565

Neumann A, Schneider K, Waydhas C. Reanimation im Notarztwagen. Welche Faktoren die Überlebensrate beeinflussen. Notfallmedizin 16: 838–47

Revicki DA, May HJ, Whitley TW (1991) Reliability and validity of Work-Related Strain Inventory among professionals. Behav Med 17: 111–120

Revicki DA, Whitley TW, Gallery ME (1993) Organizational characteristics, perceived work stress, and depression in emergency medicine residents. Behav Med 19: 74–81

Schinnerl A, Kroesen G, Baubin M, Benzer H (1990) Ergebnisse der präklinischen kardiopulmonalen Reanimation in den ersten Betriebsjahren eines NAW-Systems. Anaesthesist 39: 469–474

Whitley TW, Allison EJ, Gallery ME, Cockington RA, Gaudry P, Heyworth J, Revicki DA (1994) Work-related stress and depression among practicing emergency physicians: an international study. Ann Emerg Med 23: 1068–1071

Sachverzeichnis

Springer
und
Umwelt

Als internationaler wissenschaftlicher
Verlag sind wir uns unserer besonderen
Verpflichtung der Umwelt gegenüber
bewußt und beziehen umweltorientierte
Grundsätze in Unternehmens-
entscheidungen mit ein. Von unseren
Geschäftspartnern (Druckereien,
Papierfabriken, Verpackungsherstellern
usw.) verlangen wir, daß sie sowohl
beim Herstellungsprozess selbst als
auch beim Einsatz der zur Verwendung
kommenden Materialien ökologische
Gesichtspunkte berücksichtigen.
Das für dieses Buch verwendete Papier
ist aus chlorfrei bzw. chlorarm
hergestelltem Zellstoff gefertigt und im
pH-Wert neutral.

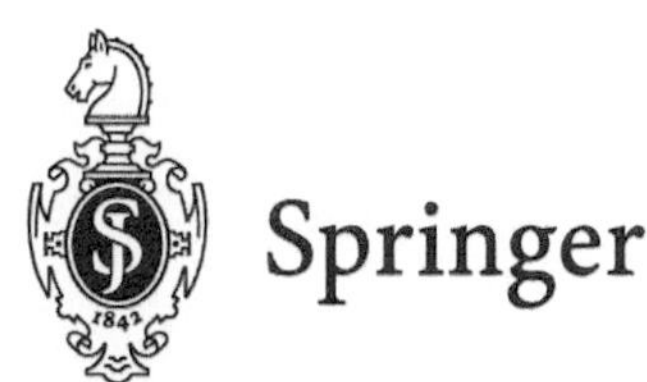